U0276874

中小微型企业
职业健康帮扶工作实务

主　编　梅灿华　孙晓冬

副主编　何雪松　尹艳　杨凤

编　委　（按姓氏笔画排序）

丁文彬　上海市疾病预防控制中心

于　峰　安思因(上海)咨询管理有限公司

王丽华　上海市金山区疾病预防控制中心

尹　艳　上海市疾病预防控制中心

刘美霞　上海市疾病预防控制中心

庄　冉　上海市疾病预防控制中心

孙玮奇　上海市疾病预防控制中心

孙晓冬　上海市疾病预防控制中心

杨　凤　上海市疾病预防控制中心

李传奇　上海市疾病预防控制中心

何雪松　上海市卫生健康委员会

邸　妞　上海市疾病预防控制中心

陈玉琪　上海市疾病预防控制中心

郭薇薇　上海市疾病预防控制中心

高童宁　上海市疾病预防控制中心

梅灿华　上海市卫生健康委员会

符海伦　安思因(上海)咨询管理有限公司

蒲立力　上海市疾病预防控制中心

窦婷婷　上海市疾病预防控制中心

瞿　菁　上海市疾病预防控制中心

复旦大學出版社

前　言

　　职业人群是社会发展的中坚力量,没有职业人群的健康就不会有全民健康。职业健康是健康中国建设的重要基础和组成部分,事关广大劳动者的健康福祉,事关经济发展和社会稳定大局。

　　中小微型企业是我国国民经济的重要组成部分,是社会主义市场经济的基本细胞,在促进就业、推动技术创新、增强市场竞争力等方面都发挥着重要作用。长期以来,国家十分重视中小微型企业的作用,也出台了一系列支持中小微型企业发展的政策措施。2021年国家17个部委联合印发的《国家职业病防治规划(2021—2025年)》明确要求实施中小微型企业职业健康帮扶行动,推动中小微型企业规范职业健康管理,提升职业健康管理水平。

　　2020年上海市职业病危害现状调查结果显示,中小微型企业数量众多,行业分布广泛,其职业病危害项目申报率、作业场所职业病危害因素检测率、职业健康监护覆盖率等均低于全市平均水平。中小微型企业职业健康管理基础薄弱,普遍存在职业健康法律意识淡薄,管理制度缺失、落后,工作场所职业卫生条件差,职业健康管理经费投入难以落实,职业健康管理人员配备不到位、专业度低,日常职业健康管理难以实施等问题。因此,开展中小微型企业职业健康帮扶工作十分必要,对中小微型企业职业健康管理突出问题进行精准帮扶,是促进中小微型企业健康发展的重要举措。

　　本市通过开展中小微型企业职业健康帮扶行动,建立了中小微型企业职业健康技术援助机制,初步构建了政府购买服务帮扶、结对帮扶、健康园区帮扶、托管式服务帮扶、项目带动帮扶等多方式共存、相互补充的中小微型企业职业健康帮扶模式。本书依据职业病防治相关法律、法规要求,参考国内外中小微型企业职业健康管理的著作、规范性文件、标准和相关文献,结合上海市中小微型企业职业健康帮扶工作实施的问题与经验编写而成。本书主要面向职业健康专业技术人员和用人单位职业健康管理人员,从中小微型企业职业健康帮扶工作的背景、目的、模式、实施内容、流程及应用工具等方面进行了比较详细的介绍,并分享部分中小微型企业帮扶的典型案例,力求为中小微型企业帮扶提供具有可操作性的工作指南。

由于本书编写整理时间仓促,难免有不妥之处,敬请广大读者批评指正。

梅灿华　孙晓冬

2023 年 8 月

目　录

第一章　中小微型企业职业健康帮扶概述　001

第一节　中小微型企业职业健康帮扶背景　001

第二节　中小微型企业职业健康帮扶的目的和意义　003

第三节　中小微型企业职业健康帮扶内容与模式介绍　004

第二章　中小微型企业职业健康帮扶实施要点　007

第一节　中小微型企业职业病防治管理措施帮扶实施要点　007

第二节　中小微型企业职业病危害项目申报帮扶实施要点　036

第三节　中小微型企业建设项目职业病防护设施"三同时"帮扶实施要点　039

第四节　中小微型企业工作场所职业卫生条件帮扶实施要点　052

第五节　中小微型企业职业病危害因素检测与评价帮扶实施要点　058

第六节　中小微型企业职业病防护设施和职业病防护用品帮扶实施要点　065

第七节　中小微型企业生产技术、工艺、设备和材料帮扶实施要点　071

第八节　中小微型企业职业病危害告知帮扶实施要点　079

第九节　中小微型企业职业卫生宣传教育培训帮扶实施要点　086

第十节　中小微型企业职业健康监护帮扶实施要点　092

第十一节　中小微型企业职业病危害事故应急救援和调查处理帮扶
实施要点　106

第三章　中小微型企业职业健康帮扶的过程管理　115

第一节　中小微型企业职业健康帮扶准备阶段　115

第二节　中小微型企业职业健康帮扶实施阶段　117

第三节　中小微型企业职业健康帮扶质控与验收评估阶段 ………………… 119

第四节　中小微型企业职业健康帮扶的项目管理技术 ………………………… 121

第四章　中小微型企业职业健康帮扶的辅助工具　　125

第一节　中小微型企业职业健康帮扶的辅助工具设计 ………………………… 125

第二节　中小微型企业职业健康帮扶的辅助工具的功能与结构 …………… 126

第五章　中小微型企业职业健康帮扶的建设实例　　128

第一节　（杨浦区）上海某绿色工程有限公司职业健康帮扶典型案例 ……… 128

第二节　（闵行区）上海某乐器厂有限公司职业健康帮扶典型案例 ………… 131

第三节　（嘉定区）上海某机械有限公司职业健康帮扶典型案例 …………… 134

第四节　（奉贤区）上海某印刷有限公司职业健康帮扶典型案例 …………… 137

第五节　（青浦区）某机械制造（上海）有限公司职业健康帮扶典型案例 …… 140

第六节　（崇明区）上海某仪表电器有限公司职业健康帮扶典型案例 ……… 143

附件　上海市中小微型企业职业健康帮扶评估表（试行）　　146

第一章

中小微型企业职业健康帮扶概述

第一节　中小微型企业职业健康帮扶背景

一、中小微型企业职业健康帮扶背景

职业健康是健康中国建设的重要基础和组成部分,事关广大劳动者健康福祉与经济发展和社会稳定大局。

我国工业企业90％以上都是中小微型企业,中小微型企业已成为推动国民经济发展、构造市场经济主体、促进社会稳定的基础力量。目前我国中小微型企业职业健康管理基础薄弱,经济快速发展与职业健康服务之间的矛盾日渐凸显。党中央、国务院高度重视中小企业发展,2019年中共中央办公厅、国务院办公厅印发《关于促进中小企业健康发展的指导意见》,在财税金融、营商环境、公共服务等方面出台一系列政策措施,促进、扶持中小企业的健康发展。2021年国家17个部委联合印发《国家职业病防治规划(2021—2025年)》,要求建立中小微型企业职业健康帮扶机制,完善职业病防护设施,改善工作场所劳动条件(表1-1-1)。

表 1-1-1　中小微型企业职业健康帮扶行动

行动目标	行动内容	预期产出
在矿山、建材、冶金、化工、建筑等重点行业领域开展职业健康帮扶行动,推动中小微型企业规范职业健康管理,提升职业健康管理水平	1. 以防治粉尘、化学毒物、噪声和辐射危害等为重点,开展中小微型企业职业健康帮扶活动 2. 探索中小微型企业帮扶模式,总结帮扶中小微型企业的有效做法。如:中小微型企业职业健康托管式服务,以"企业＋托管服务单位＋卫生监管部门"的联动方式开展职业健康管理和监督执法工作,通过"一企一策"方案帮扶企业;以政府购买服务方式,开展中小微型企业工作场所职业病危害因素检测和职业健康检查工作,或聘请专家团队、技术支撑机构对企业进行精准指导和定点帮扶等	开发中小微型企业职业健康管理辅助工具,总结推广中小微型企业帮扶经验和模式,提升中小微型企业职业病防治工作水平

注:本表内容源自《国家职业病防治规划(2021—2025年)》专栏1。

二、中小微型企业职业健康管理现状

随着健康中国战略的全面实施和平安中国建设不断深入,保障劳动者健康面临新的形势和要求,职业健康基础需要进一步夯实。"十四五"期间保障劳动者健康面临新的形势和要求:①新旧职业病危害日益交织叠加,职业病和工作相关疾病防控难度加大,工作压力大、肌肉骨骼疾患等问题凸显,新型冠状病毒病等传染病对职业健康带来新的挑战;②职业健康管理和服务人群及领域不断扩展,劳动者日益增长的职业健康需求与职业健康工作发展不平衡、不充分的矛盾突出;③职业病防治支撑服务和保障能力亟待加强,职业健康信息化建设滞后,职业健康专业人才缺乏,职业健康监管和服务保障能力不适应高质量发展的新要求;④职业健康基础需要进一步夯实,部分地方政府监管责任和用人单位主体责任落实不到位,中小微型企业职业健康管理基础薄弱,一些用人单位工作场所粉尘、化学毒物、噪声等职业病危害因素超标严重,劳动者职业健康权益保障存在薄弱环节。

中小微型企业普遍存在职业健康法律意识淡薄、管理制度缺失等问题。部分企业的职业健康体检、职业病危害因素检测、职业病危害因素申报、职业健康培训均未开展,企业的日常职业健康管理往往由"外需"(如卫生监督所抽查、社区医院提醒、第三方业务等)推动,进行的是"片段化"管理,而不是由"内需"推动、进行"系统化"管理。大量的劳动者职业健康权益得不到应有的保障。目前中小微型企业存在以下职业健康管理现状。

(一) 中小微型企业自身的职业健康法律意识淡薄,管理制度缺失或落后

大部分中小微型企业受到经营者文化水平、风险意识、经营能力限制,在企业职业健康管理中表现为重经验,轻合同;重结果,轻防范;重习惯,轻规则等。

中小微型企业职业健康管理措施不健全,职业健康方面存在的问题主要体现在:职业病防治管理措施缺失和管理体系不健全、未及时如实申报、忽略或逃避职业卫生"三同时"程序、工作场所职业卫生条件差、用工制度混乱、职业健康体检漏项缺项多、职业卫生宣传培训教育走过场、职业病危害告知形式化、危害作业转移不合规等。

(二) 中小微型企业职业健康管理经费投入的现状

中小微型企业普遍存在规模较小、布局分散、原始资本不足的问题,企业自有资金不足,社会融资困难。企业职业健康管理经费的有效投入是保障企业职业健康管理的前提条件,大部分中小微型企业没有设置职业健康相关的专项经费投入预算,少数企业将职业卫生管理经费划归到安全的经费里面,导致很多与安全不相关的职业健康管理无法实施,如职业病防护设施、辅助用室、职业病危害公告栏及警示标识,职业健康培训、工作场所职业病危害因素检测与评价、职业健康监护等经费,投入得不到保障,相关工作难以落实。

(三) 中小微型企业职业健康管理人员方面的现状

目前中小微型企业普遍存在的现象是职业健康兼职管理者的专业度低,第三方出具的检测报告和评价报告不会看、看不懂,一人身兼多职,管理者趋于老年化,精力有限,无法按规定严格把控企业职业健康管理过程中的风险点。绝大多数中小微型企业不愿意聘用专职的职业卫生管理人员,同时专职的职业卫生管理人员加入中小微型企业的意愿不强。

（四）中小微型企业用工方面的职业健康管理现状

随着共享经济、用工形态、劳动观念等多种因素的影响,企业催生了多种用工模式,如劳务派遣、非全日制用工、业务外包、短期劳务合同等灵活用工模式,与传统固定式的全职用工模式相比,企业在灵活用工模式的职业健康管理上存在明显的缺陷与不足,职业健康培训不到位,职业健康体检难,职业病防护用品配备和使用不规范等。

（五）法律、法规方面的现状和困境

《中华人民共和国职业病防治法》（简称《职业病防治法》）自 2001 年发布以来,已经进行了 4 次修订,国家卫生健康委员会自 2019 年以来也陆续发布《工作场所职业卫生管理规定》《用人单位职业卫生监督执法工作规范》《建设项目职业病危害风险分类管理目录》《职业病诊断与鉴定管理办法》等。国家职业卫生法律、法规、标准体系渐趋完善,监管体制逐步理顺,随着法律、法规的实施,对中小微型企业尤其是小微型企业的职业病防治工作提出更高、更细化的管理要求,部分小微型企业的管理现状难以满足法律、法规的相关规定,出现有法难执行、有法难执法的现象等,给企业职业卫生管理工作带来了负担,成为企业持续发展的障碍。

第二节　中小微型企业职业健康帮扶的目的和意义

目前由于国际市场的快速变化,我国企业,尤其是民营经济和中小微型企业的生存环境更加具有复杂性、严峻性、不确定性。如何在不增加企业负担的前提下,紧紧抓住中小微型企业的职业健康管理工作不放松,帮助中小微型企业解危纾困,有效地保障劳动者职业健康权益,是一条亟待探索的道路。

《国家职业病防治规划（2021—2025 年）》明确提出"深化源头预防,改善工作场所劳动条件"的任务要求,并设置了中小微型企业职业健康帮扶行动专栏,主要是为了解决职业病防治工作中的短板与弱项问题。职业健康帮扶行动旨在通过政府主导加大对小微型企业职业健康工作的扶持力度,引导企业发挥职业病防治的主体作用,建立健全职业卫生管理措施、规范工作场所职业卫生管理、保障劳动者职业卫生权利、加大职业健康管理经费投入。应将中小微型企业日常的职业健康管理由"外需"推动转变为"内需"推动,由进行"片段化"管理过渡为"系统化"管理。

1. 逐步完善中小微型企业职业健康管理措施　在帮扶过程中注重对企业主要负责人和相关管理人员法律、法规和标准规范的宣传,指导企业按要求设置职业卫生管理机构和管理人员,制订职业病防治计划和实施方案,并建立健全职业健康管理制度和操作规程,规范和完善企业职业健康档案等。

2. 规范中小微型企业职业健康管理流程　帮扶过程中结合企业实际情况,制定"一企一策"帮扶方案,按照轻重缓急以及整改的难易进行有序帮扶,深度指导企业建立职业病防治小组架构,建立职业健康防治小组沟通机制,职业健康防治职责明确到各部门和人员,推动全员参与职业健康管理。帮助企业梳理职业卫生管理流程,使中小微型企业形成适合自己的职业卫生管理体系,从帮扶前混乱无序的职业健康管理形式变成井然有序的职业健康管理形式,从之前职业健康管理人员"单打独斗"的职业健康管理变成全员参与的管理模式。

3. 全面落实中小微型企业工作场所职业卫生管理　督促企业正确申报工作场所职业病危害因素和按要求开展建设项目职业病防护设施"三同时"工作,指导企业优先采用有利于职业病防治的新技术和新材料,并按要求设置职业病危害警示标识和中文警示说明,帮助企业合理布局工作场所,并组织开展职业病危害因素定期检测和现状评价等,加强企业工作场所职业卫生规范管理。

4. 有力保障中小微型企业劳动者职业健康保护权利　在帮扶过程中督促企业落实工作场所可能存在职业病危害的告知义务,保障劳动者的知情权;着手对企业职业卫生负责人、管理人员的职业健康培训,帮助企业建立劳动者职业卫生培训体系,让企业能够主动全覆盖开展员工的岗前培训和继续教育培训等工作,保障劳动者的教育培训权;指导企业按相关规定组织员工开展岗前、在岗和离岗职业健康检查,并妥善安置有职业禁忌或疑似/确诊职业病的劳动者,保障劳动者获得职业健康检查和职业病诊疗等服务的权利;指导企业配备齐全和有效的职业病防护设施,发放适宜的符合标准的职业病防护用品;鼓励和指导劳动者积极参与企业职业卫生民主管理,敢于检举控告违法、违规作业,拒绝没有职业病防护措施的作业。

5. 有效控制中小微型企业职业健康风险　在帮扶过程中从中小微型企业主要存在的法律风险和职业病事故风险出发,对其进行"把脉",提高企业职业病危害因素识别和防控能力,帮助企业针对存在的问题落实各项整改措施,切实改善工作场所作业条件,以最大限度降低职业健康风险。同时,帮助企业制订应急救援预案并开展演练,对可能发生急性职业损伤的有毒有害工作场所,完善现场应急设施设备的配置,并督促定期进行维护保养,确保其正常使用,以有效控制职业健康风险。

第三节　中小微型企业职业健康帮扶内容与模式介绍

中小微型企业职业健康帮扶遵循可持续发展的理念,以改善中小微型企业职业病防治工作质量为核心,坚持政府主导、部门协作、企业自主的帮扶原则,以中小微型企业职业健康发展和需求为导向,以定制式创新服务为动力,并在实践中不断探索职业健康帮扶服务的新思路、新途径、新形式,对推进我国职业病防治体系和能力建设具有积极意义。

根据中小微型企业职业健康工作中的薄弱环节与突出问题,以防治粉尘、化学毒物、噪声和辐射危害等为重点,开展中小微型企业职业健康帮扶行动。帮扶主要内容包括指导中小微型企业建立健全职业健康管理体系,合理配置职业病防护设施和职业病防护用品,规范开展职业卫生培训,正确申报职业病危害项目,定期开展工作场所职业病危害因素检测与评价,组织开展接害劳动者职业健康检查,妥善安置疑似职业病或职业病病人等,帮助中小微型企业全面落实职业病防治主体责任。

帮扶实施单位在前期对企业全面开展职业卫生现状调查、评估基础上,针对企业职业病防治工作存在的隐患和薄弱环节,指导企业制定"一企一策"的整改方案,明确整改期限,指导落实整改措施,评估帮扶实效,做到全流程闭环,规范职业健康管理。

中小微型企业职业健康帮扶工作处于探索阶段,应不断总结帮扶中小微型企业的有效做法,结合地区及企业自身的管理情况与需求,选择合适的帮扶模式。

一、按照帮扶实施主体的不同分类

按照帮扶实施主体的不同,中小微型企业帮扶的类型分为:政府购买服务帮扶、"一对一"结对帮扶、健康园区帮扶、企业自主开展托管式服务帮扶、项目带动帮扶等(图1-3-1)。

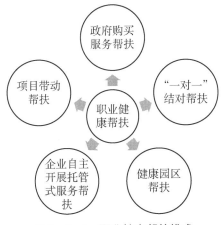

图1-3-1　职业健康帮扶模式

(一) 政府购买服务帮扶

以政府购买服务方式,开展中小微型企业工作场所职业病危害因素检测和职业健康检查工作,或聘请专家团队、技术支撑机构对企业进行精准指导和定点帮扶等。

(二) "一对一"结对帮扶

通过相关部门或行业协会牵线搭桥,采用结对帮扶的方式,由职业健康管理能力较强的企业"一对一"辅导结对中小微型企业,帮助其建立和完善职业健康管理体系,并依法依规组织开展相关工作,切实保障劳动者的职业健康权益。

(三) 健康园区帮扶

将园区建设与中小微型企业帮扶工作紧密结合,帮助工业园区建立职业健康管理共建共享机制和职业健康促进服务体系,在园区内营造健康支持环境,从园区层面提供各方面资源帮扶园区内中小微型企业,推动中小微型企业提高其职业健康管理水平。

(四) 企业自主开展托管式服务帮扶

在中小微型企业帮扶工作机制的带动下,中小微型企业可以根据自身情况外聘专家团队或专业机构,全面负责本单位职业健康管理工作。

(五) 项目带动帮扶

职业病主动监测和工作场所职业病危害因素主动监测优先纳入帮扶的中小微型企业。上海市目前开展帮扶的企业中符合国家监测方案要求的均已纳入职业病主动监测和工作场所危害因素主动监测,涉及超过半数的帮扶企业。

二、按照帮扶服务内容分类

(一) 托管服务模式

通过委托专业的第三方职业健康服务机构对企业提供全过程职业健康服务,全面评估企业职业健康管理风险,精细化定制职业健康服务方案,系统指导企业日常职业健康管理工作,切实解决中小微型企业职业卫生管理工作中的困难。

(二) 定制式服务模式

根据职业健康管理需求,与专业的第三方职业健康服务机构合作,利用其专业力量和资源为企业特定的需求提供个性化、系统化的职业健康管理服务。

(三) 隐患排查服务模式

通过采取一系列的手段和方法,对可能存在职业健康风险隐患的场所、设备、设施等进行全面系统的排查,以预防和控制职业病危害事故的发生,保障劳动者的身心健康。

(四) 诊断式服务模式

职业健康诊断式服务模式强调预防为主,通过委托第三方职业健康服务机构对工作场所职业卫生条件及劳动者职业健康状况等全面进行综合分析和评估,及时发现企业职业健康存在的问题,并采取相应的预防和控制措施,降低职业健康风险。

(五) 咨询服务模式

通过委托第三方职业健康服务机构为企业提供技术咨询、技术解答、技术指导等服务,根据企业提出的具体问题,提供专业建议和指导意见,并为其制定相应的职业健康指导方案。

(六) 监督下沉服务模式

通过将职业健康监督服务下沉到基层,由基层工作人员对企业作业现场进行全方位、全过程的检查和排查,及时将发现的问题和情况反馈给企业负责人和职业健康管理人员,确保企业职业健康管理工作的有效落实。

第二章

中小微型企业职业健康帮扶实施要点

第一节　中小微型企业职业病防治管理措施帮扶实施要点

中小微型企业职业病防治管理措施帮扶,是指帮助用人单位梳理现有的职业卫生管理内容,指导其落实职业病防治的主体责任,建立健全职业卫生管理机构和管理制度,使职业健康管理措施持续有效运行。

一、职业卫生管理机构设置(包括管理人员)

(一) 帮扶依据

《职业病防治法》《工作场所职业卫生管理规定》规定,用人单位应当设置或者指定职业卫生管理机构或者组织,配备专职或者兼职的职业卫生管理人员,负责本单位的职业病防治工作。

(二) 帮扶实施

1. 查摆问题

(1)检查内容:用人单位职业卫生管理机构设置情况和职业卫生管理人员配备情况。

(2)检查方法:查阅职业卫生管理机构或组织的成立文件,查看职业卫生管理机构或者组织的设置或指定情况,职业卫生管理机构各成员职责是否清晰,并检查职业病防治工作开展的情况。查阅管理人员任命文件,查看职业卫生管理人员工作资历和专业背景,以及工作开展情况。

2. 帮扶标准　根据《工作场所职业卫生管理规定》《用人单位职业病防治指南》,职业病危害严重的用人单位,应当设置或者指定职业卫生管理机构或者组织,配备专职职业卫生管理人员。其他存在职业病危害的用人单位,劳动者超过100人的,应当设置或者指定职业卫生管理机构或者组织,配备专职职业卫生管理人员;劳动者在100人以下的,应当配备专职或者兼职的职业卫生管理人员,负责本单位的职业病防治工作。用人单位按职工总数的2‰～5‰配备职业卫生专(兼)职人员,职工人数少于300人的用人单位至少应配备1名职业卫生专(兼)职人员。职业卫生专(兼)职人员须有书面聘用文件和专业档案,个人资质(职业卫生专业知识背景、工作经历和执业医师资格等)需满足用人单位职业卫生管理需求。职业卫生管理组织机构设置及管理人员配备见表2-1-1。

表2-1-1 职业卫生管理组织机构设置及管理人员配备

职业病危害分类	劳动者人数	职业卫生管理组织机构	职业卫生管理人员	职业卫生管理人员数量参考	职业卫生管理人员资质
严重	≥1人	应设置机构	配备专职人员	劳动者≥300人,职业卫生专(兼)职人员可按职工总数的2‰~5‰配备	职业卫生专业知识背景、工作经历和执业医师资格
一般	≥100人	应设置机构	配备专职人员		
	<100人	可设置机构	配备专职或兼职人员		

注:职业病危害风险分类可以通过《国民经济行业分类》确定用人单位所属的行业分类和代码,再对照《建设项目职业病危害风险分类管理目录》确定企业职业病危害风险分类属于"一般"还是"严重",也可参考企业"建设项目职业病危害控制效果评价报告"或"用人单位职业病危害现状评价报告"中的结论。

(三)帮扶目标

中小微型企业职业病防治管理是系统的、全员参与的,是由职业病防治领导小组牵头,职业卫生管理机构和职业卫生管理人员实施,各部门参与的一项工作,用人单位应落实职业病防治的主体责任,建立健全职业卫生管理体系,用人单位应完成以下事项(见下文"帮扶示例")。

(1)成立职业病防治领导小组,明确职责分工,建立健全小组沟通机制。

(2)设立或指定职业卫生管理机构或组织。

(3)任命职业卫生专(兼职)管理人员。

(4)职业卫生管理体系有效运行。

(四)帮扶示例

1. 成立职业病防治领导小组的文件示例

×××公司文件

[2022]5号

关于成立职业病防治领导小组的通知

公司各部门:

为了加强职业卫生管理,切实保障劳动者的职业健康权益,特成立职业卫生工作领导小组,有关事宜通知如下:

1. 职业病防治领导小组。

组　长:×××法定代表人

　　　　×××总经理

副组长：×××副经理(分管领导)

　　　　×××工会主席

成　员：×××行政人事部经理

　　　　×××职业健康管理部

　　　　×××采购部经理

　　　　×××财务部经理

　　　　×××生产部经理

职业病防治领导小组的主要职责是审议职业病防治计划与实施方案，布置、督查和推动职业病防治工作。职业病防治领导小组下设办公室，办公室设在职业健康管理部，办公室主任由部门经理担任。

2. 职责分工。

法定代表人是用人单位职业卫生管理体系的最高责任人，全面负责用人单位的职业病防治工作。

职业病防治分管领导负责建立、实施、定期评审职业卫生管理体系，定期向最高管理层报告职业卫生管理体系的绩效。

职业健康管理部负责建立健全各项职业卫生管理制度和操作规程；制定年度职业病防治计划和实施方案；建立健全职业卫生档案；组织开展职业病危害因素的检测与评价、建设项目职业病防护设施"三同时"评价工作；组织开展职业健康监护工作；组织职业卫生宣传教育培训；开展职业病危害项目申报；督促工作场所环境治理，确保劳动者职业健康。

行政人事部负责从业人员职业病危害合同告知，组织职业健康检查。

采购部负责职业病防护设施及职业病防护用品采购和供给。

财务部负责职业卫生和职业病防治经费的保障。

生产部负责发放职业病防护用品；督促劳动者正确使用职业病防护设施及佩戴职业病防护用品；组织现场应急演练和职业病危害事故应急处置。

工会负责对本单位的职业病防治工作进行监督，维护劳动者合法权益。

3. 领导小组及办公室成员如有变动，由相应职务的人员自行接替，不再另行发文。

　　　　　　　　　　　　　　　　　　　　　　年　　　月　　　日

主题词：职业卫生　职业病　防控

×××公司办公室　　××××年××月××日印发

抄送：行政部、采购部、财务部、质检部、生产部、业务部

注意：文件须加盖公章。

2. 职业卫生管理机构设置的文件示例

×××公司文件

[2022]6号

关于设置职业健康管理部的通知

公司各部门：

　　为了加强公司职业卫生的管理，公司决定设置职业健康管理部（设职业卫生管理人员2人），负责职业卫生工作的日常管理。具体职责如下：

　　负责制定年度职业病防治计划和实施方案，建立健全各项职业卫生管理制度和操作规程。负责积极改善劳动者的工作环境和劳动条件，向劳动者提供符合职业病防治要求的职业病防护设施和职业病防护用品，并对职业病防护设施和职业病防护用品的使用、维护、保养进行监督管理。组织开展作业场所职业病危害因素的日常监测、定期检测与评价、应急检测和职业病危害现状评价。组织劳动者进行职业健康教育与培训，普及职业健康知识，督促劳动者遵守职业病防治法律、法规和规章制度，指导劳动者正确使用职业病防护设施和职业病防护用品。组织上岗前、在岗期间和离岗时的职业健康检查，并将检查结果书面告知劳动者。发现有与所从事的职业相关的健康损害的劳动者，及时调离原工作岗位，并妥善安置。负责职业病危害告知与警示标识管理工作。负责职业病危害事故报告，配合相关部门进行事故调查处置。发现职业病病人或者疑似职业病病人时，负责按照国家规定及时向所在地卫生健康部门和有关部门报告。建立健全用人单位职业卫生档案和劳动者职业健康档案，并按规定期限妥善保存。负责职业病危害项目申报工作。负责组织进行建设项目的职业病危害预评价、职业病防护设施设计和职业病危害控制效果评价等职业病防护设施"三同时"工作。政府部门或公司要求的其他工作。

　　特此通知。

年　　月　　日

主题词：职业病　防治　责任制
×××公司办公室　××××年××月××日印发
抄送：行政部、采购部、财务部、质检部、生产部、业务部

注意：若无法单独设置职业健康管理部时，可根据实际情况指定安环部、行政人事部等部门负责职业卫生的日常管理工作，同时通知文件须加盖公章。

3. 职业卫生管理人员任命文件示例

×××公司文件

[2022]7号

关于×××等同志的任命通知

公司各部门:

根据工作需要,任命×××和×××为职业卫生管理人员。

特此通知。

年　　月　　日

主题词:职业卫生　任命

×××公司办公室　　××××年××月××日印发

抄送:行政部、采购部、财务部、质检部、生产部、业务部

注意:文件需加盖公章。

二、职业卫生管理制度和操作规程

(一) 帮扶依据

《职业病防治法》《工作场所职业卫生管理规定》规定,用人单位建立健全职业卫生管理制度和操作规程。产生职业病危害的用人单位,应当在醒目位置设置公告栏,公布有关职业病防治的规章制度、操作规程、职业病危害事故应急救援措施和工作场所职业病危害因素检测结果。

(二) 帮扶实施

1. 查摆问题

(1) 检查内容:用人单位职业卫生管理制度和操作规程的制定及公示情况。

(2) 检查方法:查阅职业卫生管理制度,查看制度是否齐全,有无缺项,制度中是否明确责任部门和管理要求,职责是否清晰,是否符合自身特点,是否具有可操作性;查阅职业卫生操作规程,是否结合岗位的危险特征、健康危害及急救措施需求进行编制;查看职业卫生管理制度和操作规程是否在职业卫生公告栏进行公示。

2. 帮扶标准　根据《职业病防治法》《用人单位职业病防治指南》,用人单位应建立下列职业卫生管理制度和操作规程,并有效运行:

(1) 职业病危害防治责任制度。

(2) 职业病危害警示与告知制度。

(3) 职业病危害项目申报制度。

(4) 职业病防治宣传教育培训制度。

（5）职业病防护设施维护检修制度。

（6）职业病防护用品管理制度。

（7）职业病危害监测及评价管理制度。

（8）建设项目职业病防护设施"三同时"管理制度。

（9）劳动者职业健康监护及其档案管理制度。

（10）职业病危害事故处置与报告制度。

（11）职业病危害应急救援与管理制度。

（12）岗位职业卫生操作规程。

（13）法律、法规、规章规定的其他职业病防治制度。

（三）帮扶目标

职业卫生管理制度是职业病防治工作的指引，用人单位应建立健全职业卫生管理制度和操作规程（见下文"帮扶示例"），使职业病防治管理措施能够可持续地有效运行。

（四）帮扶示例

1.《职业病危害防治责任制度》示例

职业病危害防治责任制度（示例）

1. 防治责任制度编制目的

贯彻执行国家有关职业病危害防治的法律、法规、规章和标准，切实保障劳动者在劳动过程中的卫生与安全。

2. 防治责任制度编制依据

根据《职业病防治法》《工作场所职业卫生管理规定》等相关规定。

3. 适用范围

本制度规定从公司领导到各部门在职业病危害防治上的职责范围。凡本单位发生职业病危害事故，依本制度追究责任。

为保证本制度的有效执行，今后凡有行政体制变动，均以本制度规定的职责范围，对照落实相应的职能部门和责任人。

4. 部门与人员的职责

（1）法定代表人、主要负责人责任制

执行职业病防治的法律、法规和有关规定，对本单位职业病防治工作全面负责。

建立健全和落实本单位职业卫生管理制度和操作规程。

依法建立与本单位职业卫生工作相适应的职业健康管理部，配备专职或兼职的职业卫生管理人员。

按规定足额提取和使用职业病防治费用，保证本单位职业健康投入的有效实施。

组织制定并实施本单位的职业病危害事故应急救援预案，建立应急救援组织，完善应急救援条件,开展应急救援演练。

及时、如实按规定报告职业病危害事故,落实职业病危害事故处理的相关工作。

法律、法规和规章制度规定的其他职业病工作职责。

(2) 职业卫生分管领导

主持日常职业卫生管理工作,组织公司职业健康管理部门和职业卫生管理人员开展工作。

组织公司新建、改建、扩建、技术改造及技术引进等建设项目的职业病防护设施"三同时"工作。

定期组织职业卫生工作领导小组人员会议,听取各部门、员工关于职业卫生有关情况的汇报,及时采取措施。

发生职业病危害事故,按规定时间和程序报告,组织事故救援和善后处置,配合有关部门开展事故调查和处理。

法律、法规规定的其他职业病防治职责。

(3) 职业健康管理部

负责制定年度职业病防治计划和实施方案,建立健全各项职业卫生管理制度和操作规程。

负责积极改善劳动者的工作环境和劳动条件,向劳动者提供符合职业病防治要求的职业病防护设施和职业病防护用品,并对职业病防护设施和职业病防护用品的使用、维护、保养进行监督管理。

组织劳动者进行职业健康教育与培训,普及职业健康知识,督促劳动者遵守职业病防治法律、法规和规章制度,指导劳动者正确使用职业病防护设施和个人使用的职业病防护用品。

发现职业病病人或者疑似职业病病人时,负责按照国家规定及时向所在地卫生健康部门和有关部门报告;负责职业病危害项目申报工作。

法律、法规规定的其他职业病防治职责。

(4) 职业卫生管理人员

认真贯彻落实职业病防治相关法律、法规,并督促本公司内部相关部门、车间员工严格落实公司的各项管理规定。

负责建立单位职业卫生管理台账和档案,负责统计、登录、存档等工作。

定期组织参与现场检查,对检查中发现的职业病危害事故隐患和违法、违规行为,有权责令改正,或立即报告分管领导处理。

组织开展职业病危害因素的日常监测和现状评价,登记、上报、建档。

制定个人使用的职业病防护用品采购、发放计划,协助生产部发放职业病防护用品,督促员工正确使用职业病防护用品。

制定职业卫生教育培训计划,组织公司职业卫生宣传教育和培训,如实记录教育和培训情况。

法律、法规规定的其他职业病防治职责。

（5）行政人事部

负责与从业人员订立劳动合同和职业病危害告知书，将工作过程中可能产生的职业病危害及其后果、职业病防护措施和待遇等如实以书面形式告知从业人员。

组织从事接触职业病危害因素作业的员工，有计划地到有资质的职业健康检查机构进行职业健康检查，并将检查结果如实告知员工，汇总体检结果并提交职业卫生管理人员。

对发现有与从事的职业相关的健康损害、职业禁忌证、职业病等的员工，依法妥善安置。

负责为公司所有在册员工缴纳工伤保险费。

法律、法规规定的其他职业病防治职责。

（6）生产部

负责发放职业病防护用品，督促员工正确使用职业病防护用品。

负责职业病危害告知与警示标识管理工作。

负责职业病防护设施和应急救援设施的维护保养、个人使用的职业病防护用品防护性能的检测工作。

承担职业病防治法律、法规规定的其他职责。

（7）财务部

协助职业卫生主要负责人、分管领导、管理人员按时支付相关费用，确保公司职业卫生投入，做到专款专用。

定期将职业卫生相关采购合同及发票复印件汇总至职业卫生管理人员处。

承担职业病防治法律、法规规定的其他职责。

（8）采购部

采购符合国家职业卫生标准和卫生要求的职业病防护设施和职业病防护用品。

对采购的可能产生职业病危害的设备、原材料，提供中文说明书。

法律、法规规定的其他职业病防治职责。

（9）接害岗位员工

严格遵守公司各项职业卫生管理制度及本岗位的职业卫生操作规程。

上岗必须正确佩戴和使用职业病防护用品，并妥善保管、检查和维护。

新员工、在岗员工、离岗员工必须参加相应的职业健康检查。

接受职业病防治知识的教育培训，了解掌握本岗位作业场所产生或者可能产生的职业病危害因素、危害后果和应当采取的职业病防护措施。

上班前认真检查职业病防护设施、设备是否安全有效，在生产过程中，必须按规定正常开启或使用，不得随意停止使用。

对本岗位使用的职业病防护设施、设备及应急设备、设施按规定进行检查,发现异常及时处理和报告;不随意拆除或移动职业病防护设施、设备及应急救援装置,保持设备、设施的正常有效运行。

法律、法规规定的其他职业病防治职责。

5. 实施说明

本制度由公司职业病危害防治领导小组负责解释,自制度下发之日起实施。

2.《职业病危害监测及评价管理制度》示例

职业病危害监测及评价管理制度(示例)

1. 编制目的

规范公司职业病危害监测与评价管理。

2. 编制依据

根据《职业病防治法》《关于印发用人单位职业病危害因素定期检测管理规范的通知》《工作场所职业卫生管理规定》等相关规定。

3. 适用范围与职责

本制度适用于公司职业病危害监测及评价管理。

职业健康管理部门负责制定公司职业病危害监测及评价的管理要求,负责对职业病危害监测及评价管理情况进行监督管理等。

4. 制度内容

每年至少对其存在职业病危害因素的工作场所进行一次全面检测,第三年进行一次职业病危害现状评价,检测和现状评价委托具备资质的职业卫生技术服务机构进行。

检测、评价结果等资料应当存入职业卫生档案,并向员工公布。

发生职业病危害事故或者国家卫生健康委规定的其他情形,应当及时委托具有相应资质的职业卫生技术服务机构进行职业病危害现状评价。

在职业病危害因素定期检测或者现状评价过程中,发现工作场所职业病危害因素不符合国家职业卫生标准和卫生要求的,应当立即采取相应治理措施,确保其符合职业卫生环境和条件的要求。

检测、评价人员进入现场必须严格遵守公司各项管理制度和操作规程。

5. 实施说明

本制度由公司职业病危害防治领导小组负责解释,自制度下发之日起实施。

3.《职业病危害警示与告知制度》示例

职业病危害警示与告知制度(示例)

1. 编制目的
规范职业病危害警示与告知管理。

2. 编制依据
根据《职业病防治法》《工作场所职业卫生管理规定》《用人单位职业病危害告知与警示标识管理规范》《工作场所职业病危害警示标识》等有关规定。

3. 适用范围与职责
本制度适用于公司职业病危害警示与告知管理。

职业健康管理部门负责制定公司职业病危害警示与告知的管理要求,负责对职业危害警示与告知管理情况进行监督管理等;各部门负责本部门的职业病危害警示与告知管理。

4. 制度内容
(1)职业卫生公告栏告知:在公司门口、作业场所、劳动者经常停留的场所醒目位置处设置职业卫生公告栏,公告有关职业病防治的规章制度、操作规程、职业病危害事故应急救援措施、职业病危害因素检测。

(2)劳动合同告知:公司行政部门与新员工或者变更工作岗位劳动者签订劳动合同时,履行合同告知义务,把职业病危害告知作为劳动合同的必备条款。

(3)岗位培训告知:组织员工进行岗前、岗中职业卫生教育培训,培训学时满足法律、法规要求。

(4)体检结果告知:书面告知员工职业健康检查结果,员工离开本单位时,如索取本人职业卫生监护档案复印件,单位应如实、无偿提供,并在所提供的复印件上签章。

(5)检测、评价结果告知:每年定期对工作场所进行职业病危害因素检测、评价。检测、评价结果存入职业卫生档案,定期向所在地监督管理部门报告,并在公告栏内公示。

(6)定期对各项职业病危害警示与告知事项的落实情况进行监督、检查,至少每半年检查一次,如发现有破损、变形、褪色等不符合要求的应及时修整或更换。

(7)因未如实告知从业人员的,从业人员有权拒绝作业。单位不得以从业人员拒绝作业而解除或终止与从业人员订立的劳动合同。

(8)所有警示与告知的资料或照片必须归档保存。

5. 实施说明
本制度由公司职业病危害防治领导小组负责解释,自制度下发之日起实施。

4.《建设项目职业病防护设施"三同时"管理制度》示例

建设项目职业病防护设施"三同时"管理制度(示例)

1. 编制目的

规范公司可能产生职业病危害的新建、改建、扩建和技术改造、技术引进建设项目(以下统称"建设项目")的职业病防护设施建设的管理。

2. 编制依据

根据《职业病防治法》《工作场所职业卫生管理规定》《建设项目职业病防护设施"三同时"监督管理办法》等相关法律、法规。

3. 适用范围与职责

本制度适用于公司范围内建设项目职业病防护设施"三同时"管理。

职业健康管理部门负责制定公司建设项目职业病防护设施"三同时"管理要求,并对执行情况进行监督管理等;建设项目所在部门负责进行过程监控管理等。

4. 制度内容

(1)职业病危害预评价:对可能产生职业病危害的建设项目,应当在建设项目可行性论证阶段进行职业病危害预评价,编制职业病危害预评价报告;职业病危害预评价报告编制完成后,对职业病危害预评价报告进行评审,并形成是否符合职业病防治有关法律、法规、规章和标准要求的评审意见;建设项目职业病危害预评价报告通过评审后,建设项目的生产规模、工艺等发生变更,导致职业病危害风险发生重大变化的,应当对变更内容重新进行职业病危害预评价和评审。

(2)职业病防护设施设计:职业病防护设施设计完成后,对职业病防护设施设计进行评审,并形成是否符合职业病防治有关法律、法规、规章和标准要求的评审意见;应当按照评审通过的设计和有关规定组织职业病防护设施的采购和施工;建设项目职业病防护设施设计在完成评审后,建设项目的生产规模、工艺等发生变更导致职业病危害风险发生重大变化的,应当对变更的内容重新进行职业病防护设施设计和评审。

(3)职业病危害控制效果评价与防护设施验收:建设项目职业病防护设施建设期间,应当对其进行经常性的检查,对发现的问题及时进行整改;建设项目完工后,需要进行试运行的,其配套建设的职业病防护设施必须与主体工程同时投入试运行,试运行时间应当不少于30日,最长不得超过180日,国家有关部门另有规定或者特殊要求的行业除外;在职业病防护设施验收前,应当编制验收方案。对职业病危害控制效果评价报告进行评审以及对职业病防护设施进行验收工作,并形成是否符合职业病防治有关法律、法规、规章和标准要求的评审意见和验收意见;分期建设、分期投入生产或者使用的建设项目,其配套的职业病防护设施应当分期与建设项目同步进行验收;建设项目职业病防护设施未按照规定验收合格的,不得投入生产或者使用。

5. 实施说明

本制度由公司职业病危害防治领导小组负责解释,自制度下发之日起实施。

5.《职业病危害项目申报制度》示例

职业病危害项目申报制度(示例)

1. 编制目的

规范公司职业病危害项目申报工作。

2. 编制依据

根据《职业病防治法》《工作场所职业卫生管理规定》《职业病危害项目申报办法》等相关法律、法规。

3. 适用范围与职责

本制度适用于公司职业病危害项目申报管理。

公司职业健康管理部门具体负责公司职业病危害项目申报工作,相关职能部门密切配合。

4. 制度内容

用人单位应进行职业病危害项目的初次申报、变更申报、年度更新,申报完成后从一网通办相关网站上打印《职业病危害项目申报回执》及申报内容。

(1) 申报内容:

1) 企业基本信息。

2) 工作场所信息。

3) 主要产品信息。

4) 职业病危害因素种类及接触人数。

5) 职业病危害因素检测开展情况。

6) 职业健康监护开展情况。

(2) 下列事项发生重大变化的,应在规定时间内向原申报机关申报变更:

1) 进行新建、改建、扩建、技术改造或者技术引进建设项目的,自建设项目竣工验收之日起 30 日内进行申报。

2) 因技术、工艺、设备或者材料等发生变化导致原申报的职业病危害因素及其相关内容发生重大变化的,自发生变化之日起 15 日内进行申报。

3) 公司工作场所、名称、法定代表人或者主要负责人发生变更的,在变更之日起 15 日内进行申报。

4）经过职业病危害因素检测、评价，发现原申报内容发生变化的，自收到有关检测、评价结果之日起 15 日内进行申报。

5）公司终止生产经营活动的，应当自生产经营活动终止之日起 15 日内向原申报机关报告并办理注销手续。

5. 实施说明

本制度由公司职业病危害防治领导小组负责解释，自制度下发之日起实施。

6.《职业病防治宣传教育培训制度》示例

职业病防治宣传教育培训制度（示例）

1. 编制目的

加强公司职业病防治宣传教育培训管理，提高员工职业病防护意识和水平。

2. 编制依据

根据《职业病防治法》《工作场所职业卫生管理规定》《国家卫生健康委办公厅关于进一步加强用人单位职业健康培训工作的通知》等相关法律、法规。

3. 适用范围与职责

本制度适用于公司范围内职业病防治宣传教育培训管理。

职业健康管理部门负责制定公司职业病防治宣传教育培训管理要求，制定培训计划，负责对职业病防治宣传教育培训管理情况进行监督管理等；各部门根据培训计划，落实本部门职业病防治宣传教育培训；公司主要负责人和财务部门应保证职业卫生宣传教育培训费用的落实。

4. 制度内容

（1）公司应制定职业健康培训年度计划。

（2）公司主要负责人、职业健康管理人员和劳动者应按时接受职业卫生培训。主要负责人和职业健康管理人员应当在任职后 3 个月内接受职业卫生培训，初次培训不得少于 16 学时，每年继续教育不得少于 8 学时；劳动者上岗前应接受职业卫生培训，上岗前培训不得少于 8 学时，每年在岗培训不得少于 4 学时。公司职业卫生培训内容及培训记录应符合相关要求。

（3）因变更工艺、技术、设备、材料，或者岗位调整导致劳动者接触的职业病危害因素发生变化的，公司应当重新对劳动者进行上岗前职业健康培训。公司应当加强对存在矽尘、石棉粉尘、高毒物品等严重职业病危害因素岗位劳动者的职业卫生培训，经培训考核合格后方可安排上岗作业。

（4）公司应当将被派遣劳动者、在校实习学生纳入本公司职业健康培训对象。

（5）公司应利用公示栏、墙报、会议、培训、张贴标语等形式定期开展职业卫生宣传；部门要利用班前班后会、安全报纸阅读、现场岗位职业病危害讲解等进行职业卫生宣传。

（6）公司应建立员工培训教育档案资料，内容包括职业卫生培训计划及签到表，员工的职业卫生试卷、照片、PPT等资料，相关培训证书的复印件，其他有关资料。

5. 实施说明

本制度由公司职业病危害防治领导小组负责解释，自制度下发之日起实施。

7.《职业病防护设施维护检修制度》示例

职业病防护设施维护检修制度（示例）

1. 编制目的

加强公司职业病防护设施管理，确保设施正常运行，保障员工安全健康。

2. 编制依据

根据《职业病防治法》《工作场所职业卫生管理规定》等相关法律、法规。

3. 适用范围与职责

本制度适用于公司范围内职业病防护设施的维护、检修和保养。

职业健康管理部门负责制定公司职业病防护设施管理要求，负责对职业病防护设施管理情况进行监督等；技术装备部负责职业病防护设施维护、检修和保养的具体实施；各部门对本部门职业病防护设施的完好有效情况负责，发现问题及时向健康管理部门报告，不得擅自拆除或停止使用。

4. 制度内容

（1）生产部应制定职业病防护设施检维修计划和方案，定期检查职业病防护设施运行情况，并做好相关记录。

（2）生产部负责职业卫生防护设施的日常维护和保养，应指定设备设施管理人员负责职业病防护设施的日常维护和保养，确保其正常运行，并制定相应的台账。

（3）作业人员应严格按照操作规程操作，正确使用和维护职业病防护设施，发现设施故障时应及时报告，不得擅自进行修理。

（4）职业病防护设施维护检修应严格按照有关操作规程进行，同时做好现场监护、悬挂安全警示标志牌等。

（5）职业病防护设施的维护检修结束后，维护检修部门应做好现场的清理工作，并进行确认，确认合格后，方可与使用部门进行交接。

5. 实施说明

本制度由公司职业病危害防治领导小组负责解释，自制度下发之日起实施。

8.《职业病防护用品管理制度》示例

职业病防护用品管理制度(示例)

1. 编制目的

加强公司职业病防护用品管理,规范劳动者职业病防护用品的配备、采购、发放和使用,保护员工在作业过程中的人身安全和职业健康。

2. 编制依据

根据《职业病防治法》《工作场所职业卫生管理规定》《用人单位劳动防护用品管理规范》等相关法律、法规。

3. 适用范围与职责

本制度适用于公司职业病防护用品采购、发放、使用等管理。职业健康管理部门负责制定公司职业病防护用品的管理要求,并进行监督管理等;采购部门负责合格供应商的选取、资质审查等;供应部门负责职业病防护用品出入库、发放等管理;职业病防护用品使用人员应按照使用规则正确佩戴和使用。

4. 制度内容

(1)职业病防护用品是公司免费发给劳动者个人使用、保管的公共财物,是保护劳动者在生产过程中免遭或减轻职业病危害的一种辅助措施,必须以实物形式发放,不得以货币或者其他物品替代。

(2)职业健康管理部门制定职业病防护用品的发放标准,发放部门做好发放记录。

(3)采购部门采购符合国家或行业标准的防护用品,并索要资质许可等材料交予职业健康管理部门存档。

(4)同一工作地点存在不同种类的职业危害因素的,应当同时提供防御各类职业危害的防护用品;对于从事多种岗位作业的劳动者,应当按其主要作业工种发放职业病防护用品,如果从事其他工种作业时,可由部门提出申请,借用其所需要的防护用品。

(5)凡是岗位工种变动的员工,所在部门要及时通知职业健康管理部门,变更其职业病防护用品发放标准。

(6)职业病防护用品实行以旧换新的领用制度,若因员工个人原因造成职业病防护用品遗失、破损的,员工需照价购买,员工有长期病事假、疗养或脱离生产岗位3个月以上的,应视不同情况,停发防护用品或顺延发放时间。

(7)在使用前,员工应当对职业病防护用品进行检查,确保外观完好、部件齐全、功能正常,不合格或失效的职业病防护用品严禁使用。

(8)安全帽、呼吸器、绝缘手套等安全性能要求高、易损耗的职业病防护用品,应当按照有效防护功能最低指标和有效使用期限,到期强制报废;对于生产中必须佩戴的绝缘职业病防护用品、活性炭口罩等特殊防护用品,必须建立定期品质检查和保养制度。使用前要注意检查,使用中要注意维护,使用后要注意保养。

(9) 员工应加强学习,了解相关职业病防护用品知识,根据不同工作环境、工种要求,正确佩戴相应的职业病防护用品,未按规定佩戴职业病防护用品,第一次发现给予教育并警告,第二次发现每次罚款 50 元,一个月内发现 3 次及以上的扣除当季度安全奖,若因未佩戴职业病防护用品而造成职业危害事故的,视情节追究相关人员、班组、管理人员的责任。

5. 实施说明

本制度由公司职业病危害防治领导小组负责解释,自制度下发之日起实施。

9.《劳动者职业健康监护及其档案管理制度》示例

劳动者职业健康监护及其档案管理制度(示例)

1. 编制目的

加强公司职业健康监护及其档案管理,保障员工健康及其相关权益。

2. 编制依据

根据《职业病防治法》《工作场所职业卫生管理规定》《职业卫生档案管理规范》《职业健康检查管理办法》等相关法律、法规。

3. 适用范围与职责

本制度适用于公司员工职业健康监护及其档案管理。

主要负责人对公司职业健康监护工作全面负责;职业健康管理部门负责制定公司职业健康监护及其档案的管理要求,负责对职业健康监护及其档案管理情况进行监督管理等。

4. 制度内容

(1) 公司应当对下列员工进行上岗前职业健康检查:拟从事接触职业病危害作业的新员工和转岗员工必须经职业健康检查合格后,方可从事接触职业病危害因素作业。

(2) 公司应当对下列员工进行在岗期间的职业健康检查:组织接触职业病危害因素作业的员工进行在岗期间的定期职业健康检查。

(3) 公司应当对下列员工进行离岗的职业健康检查:对准备脱离所从事的接触职业病危害作业或者岗位的员工,职业卫生管理部门应当在离岗前 30 日内组织员工进行离岗时的职业健康检查。对未进行离岗时职业健康检查的员工,不得解除或终止与其订立的劳动合同。员工因岗位调动而导致其接触职业病危害因素发生变化的,亦应按此执行。员工在离岗前 90 日内已进行了职业健康检查的,可以视为离岗时职业健康检查。

（4）出现下列情况之一的,公司应当立即组织有关员工进行应急职业健康检查:接触职业病危害因素的员工在作业过程中出现与所接触职业病危害因素相关的不适症状的;员工受到急性职业中毒危害或者出现职业中毒症状的。

（5）公司应当根据职业健康检查报告,采取下列措施:①对有职业禁忌的员工,调离或者暂时脱离原工作岗位;②不得安排孕期、哺乳期员工从事对本人和胎儿、婴儿有危害的作业;③对健康损害可能与所从事的职业相关的员工,进行妥善安置;④公司应当及时将职业健康检查结果及职业健康检查机构的建议以书面形式如实告知员工;⑤对需要复查的员工,按照职业健康检查机构要求的时间安排复查和医学观察;⑥对疑似职业病病人,按照职业健康检查机构的建议安排其进行医学观察或者职业病诊断;⑦职业健康监护中出现新发职业病(职业中毒)或者疑似职业病(职业中毒)的,公司应当及时向所在地卫生行政部门报告。

（6）公司应当为员工个人建立职业健康监护档案,并按照有关规定妥善保存,职业健康监护档案包括下列内容:①员工姓名、性别、年龄、籍贯、婚姻、文化程度、爱好等情况;②员工职业史、既往史和职业病危害接触史;③历次职业健康检查结果及处理情况;④职业病诊疗资料;⑤需要存入职业健康监护档案的其他有关资料;⑥员工离开公司时,有权索取本人职业健康监护档案复印件,公司应当如实、无偿提供,并在所提供的复印件上加盖本单位公章;⑦公司发生分立、合并、解散、破产等情形时,应当对员工进行职业健康检查,并依照国家有关规定妥善安置职业病病人,其职业健康监护档案应当依照国家有关规定实施移交保管。

5. 实施说明

本制度由公司职业病危害防治领导小组负责解释,自制度下发之日起实施。

10.《职业病危害事故处理与报告制度》示例

职业病危害事故处理与报告制度(示例)

1. 编制目的

规范职业病危害事故的调查处理,及时、有效地控制、处置和报告各类职业病危害事故。

2. 编制依据

根据《职业病防治法》《工作场所职业卫生管理规定》等相关法律、法规。

3. 适用范围与职责

本制度适用于公司范围内各类职业病危害事故的管理。

公司职业卫生工作领导小组负责协调内、外部资源,做好职业病危害事故的报告、调查和处理等工作;发生职业病危害事故的部门,应及时向公司职业健康管理部门报告,并采取有效措施,防止事故扩大,配合相关人员完成事故的调查处理工作。

4. 制度内容

(1) 发生职业病危害事故后,应采取临时控制和应急救援措施。事故处置如下:①发生或者可能发生职业病危害事故时,立即切断危害源,启动应急预案,采取应急救援和控制措施,对受伤人员及时组织现场急救或转送医院抢救,及时按规定报告事故。②立即停止导致职业病危害事故的作业,及时撤离和疏散人员,控制事故现场,防止事态扩大,把事故危害降到最小限度。③封存造成或可能导致职业病危害事故发生的材料、设备和工具等。④组织控制职业病危害事故现场。⑤对遭受或者可能遭受急性职业病危害的员工,公司及时组织救治、进行健康检查和医学观察,费用由公司承担。⑥配合事故调查组进行事故调查处理,按照要求如实提供事故发生情况、有关材料和样品,公司和个人不得拒绝、隐瞒或提供虚假证据或资料,不得阻碍、干涉事故调查组的现场调查和取证工作,认真落实事故调查组要求采取的各项措施。严格落实防范事故再次发生所应采取的改进措施和整改意见。

(2) 及时向所在地卫生行政部门和有关部门报告,不得迟报、漏报、谎报或者瞒报。报告内容包括事故发生的地点、时间、发病情况、死亡人数、可能发生原因、已采取措施和发展趋势等。

(3) 事故调查:组成职业病危害事故调查组,配合上级行政部门进行事故调查。调查内容包括现场勘验和调查取证,查明职业病危害事故发生的经过、原因、人员伤亡情况和危害程度;分析事故责任;提出对事故责任人的处罚意见;提出防范事故再次发生所应采取的改进措施意见;形成职业病事故调查处理报告。

职业病危害事故处置、调查、报告等相关资料应妥善保管。

5. 实施说明

本制度由公司职业病危害防治领导小组负责解释,自制度下发之日起实施。

11.《职业病危害应急救援与管理制度》示例

职业病危害应急救援与管理制度(示例)

1. 编制目的

加强公司职业病危害应急救援与管理,及时、有效地处理职业病危害事故,最大限度地减少人员伤亡、财产损失和社会影响。

2. 编制依据

根据《职业病防治法》《工作场所职业卫生管理规定》等相关法律、法规。

3. 适用范围与职责

本制度适用于公司范围内职业病危害应急救援与管理。

主要负责人对公司职业病危害应急救援与管理工作全面负责。公司应急救援领导小组负责组织制定职业病危害事故应急预案,建立应急救援队伍,并进行相关培训,组织实施演练;各部门负责人根据责任分工,做好职业病危害应急救援与管理工作。

4. 制度内容

(1)公司确立职业病危害应急救援指挥机构:①公司职业病危害应急救援指挥机构应由总指挥、副总指挥和指挥部成员组成;②组织制定职业病危害事故应急救援预案,形成书面文件予以公布,应明确事故发生后的疏通线路、紧急集合点、技术方案、救援设施的维护和启动、医疗救护方案等内容;③明确职业病危害的救援目标分布,根据使用物品的种类、危险性质以及可能引起职业病危害事故的特点,确定职业病危害事故应急救援目标。

(2)确保应急救援设施完好:应急救援设施应存放在库区内或邻近库区处,一旦发生事故,应保证在第一时间内能够获取。应急救援设施存放处应有醒目的警示标识,确保劳动者知晓使用方法。现场应急救援设施应是经过国家质量监督检验合格的产品,安全有效,定期检查,及时维修或更新,保证现场应急救援设施的安全有效性。

(3)定期完善并演练职业病危害事故应急救援预案:定期完善并演练职业病危害事故应急救援预案,并对职业病危害事故应急救援预案的演练做出相关规定,对演练的周期、内容、项目、时间、地点、目标、效果评价、组织实施以及负责人等予以明确,如实记录实际演练的全程并存档。

(4)制定应急设备管理档案:①应急设备管理制度书面文件;②应急设备台账;③应急设备中文说明书;④职业病危害防护应急设施台账;⑤职业病危害防护应急设施日常运转记录;⑥职业病危害防护应急设施定期检查记录;⑦职业病危害防护应急设施维修记录;⑧应急救援设施配备档案;⑨应急救援设施定期检查记录;⑩应急救援设施维修记录。

5. 实施说明

本制度由公司职业病危害防治领导小组负责解释,自制度下发之日起实施。

12.《职业卫生操作规程》示例

职业卫生操作规程(示例)

1. 编制目的

规范各岗位职业卫生防护工作程序,掌握岗位工作中涉及的材料、设备、仪器等相关职业健康防护知识。

2. 编制依据

根据《职业病防治法》《工作场所职业卫生管理规定》等相关法律、法规。

3. 适用范围与职责

本规程适用于公司范围内职业病危害因素接触岗位。

主要负责人对公司职业卫生操作规程全面负责,职业卫生管理人员和各部门负责人、班组长等对职业卫生操作规程进行制定和修订,接害岗位劳动者应按各岗位职业卫生的操作规程进行作业。

4. 规程内容

(1)规程编制要求:明确各岗位存在职业病危害场所的危害因素、产生原因、防护措施、应急处置措施、本岗位安全操作程序和维护注意事项。

(2)涂装作业操作规程:涂装作业人员必须经过相关培训考试合格后方可上岗。应掌握本工种职业卫生安全知识和防护技能,对使用的涂料性能及卫生措施应有基本了解。岗位产生的职业病危害因素包括苯、甲苯、二甲苯、乙酸乙酯、乙酸丁酯、异丙醇等。

1)作业前:①涂装作业必须在专门的区域内进行。②开始时,作业人员应检查作业环境及设备情况,确认符合作业条件后,应先打开通风装置。

2)作业时:①必须配备有效的职业病防护用品;②必须保证通风装置正常运行,如发生异常需要立即停止作业并进行上报;③作业时的废旧物品集中放置在专用器具内,不得乱扔乱放;④涂覆作业人员如发现头晕、恶心,应立即停止作业,到户外通风处换气休息,如情况较为严重者应立即送往医院检查;⑤涂料或有机溶剂如不慎溅入眼内,应立即使用应急洗眼设施并用大量清水冲洗,必要时应立即就医。与皮肤接触后应立即用肥皂加清水清洁。

3)作业后:①作业结束后通风装置应继续运行5~10分钟后关闭;②职业病防护用品应放置在干净无污染的区域进行保存;③完成涂装作业后,必须搞好所在岗位的清洁工作,不应用汽油或大量的有机溶剂直接喷洒在地面上清除涂料残留物;④涂料及有机溶剂的储存必须密封,并存放在专门的仓库内。

5. 实施说明

本规程由公司职业病危害防治领导小组负责解释,自规程下发之日起实施。

三、职业病防治计划与实施方案

(一)帮扶依据

《职业病防治法》《工作场所职业卫生管理规定》规定,存在职业病危害的用人单位应当制定职业病防治计划与实施方案。

(二)帮扶实施

1. 查摆问题

(1)检查内容:用人单位年度职业病防治计划和实施方案制定情况。

（2）检查方法：查阅职业病防治计划和实施方案。查看其可行性以及工作落实情况等，查看其内容是否覆盖职业病防治管理的所有环节。

2．帮扶标准　根据《用人单位职业病防治指南》规定，职业病防治计划应包括目的、目标、措施、考核指标、保障条件等内容。实施方案应包括时间、进度、实施步骤、技术要求，考核内容、验收方法等内容。用人单位每年应对职业病防治计划和实施方案的落实情况进行必要的评估，并撰写年度评估报告。评估报告应包括存在的问题和下一步的工作重点，书面评估报告应送达决策层阅知，并作为下一年度制定计划和实施方案的参考。

（三）帮扶目标

职业病防治计划和年度实施方案是指导企业进行职业健康管理工作的细则，是职业病防治工作的重点。用人单位应完成以下事项（见下文"帮扶示例"）。

（1）建立健全年度职业病防治计划和实施方案。

（2）职业病防治计划和实施方案落实情况的年度评估报告。

（四）帮扶示例

1．《年度职业病危害防治计划与实施方案》示例

××××年×××公司职业病防治计划与实施方案(示例)

1．目的

认真贯彻实施《职业病防治法》，切实维护广大职工身体健康及合法权益，落实职业病防治的各项措施，×××公司特制定××××年职业病防治计划和实施方案。

2．指导思想

坚持"预防为主，防治结合"的方针，在公司职业卫生工作领导小组统一指挥下规范管理，保障劳动者职业健康。

3．工作目标

（1）工作场所职业病危害因素检测合格率达100％。

（2）确保不发生职业病及职业病危害事故。

（3）劳动者职业健康权益得到保障。

4．实施措施

（1）加强职业卫生管理：健全公司职业卫生管理制度和操作规程，按照其适用性进行修订；制定年度职业病防治计划和实施方案，规范开展职业健康监护和工作场所职业病危害因素检测与评价，定期开展职业病防治自查自纠，更新职业卫生管理档案，落实新建、改建、扩建、技术改造及技术引进等项目职业卫生"三同时"工作，及时完成职业病危害项目年度申报和变更申报。

（2）实施职业病危害综合治理：①对职业病危害因素检测超标的作业场所实施整治，确保作业场所符合国家职业卫生要求。②焊接车间技术改造，没有防护设施的焊接岗位增设局部排风设施，对部分噪声强设备的布局进行调整，技改项目严格落实职业

卫生"三同时"工作。③全面排查职业病危害隐患,查到一处,整改一处。

(3)开展化学中毒应急救援演练:完善化学中毒应急救援预案,加强化学中毒应急救援预案的宣传贯彻,组织开展化学中毒应急救援桌面推演1次、化学中毒应急救援现场演练1次。

(4)开展职业卫生宣传培训:组织职业卫生管理人员、车间和班组的负责人及职业卫生相关负责人开展职业卫生管理专题培训,提高各级职业卫生管理能力。开展劳动者职业卫生防护技能培训,提升劳动者自我保护能力。

5. 考核指标

(1)工作场所符合国家职业卫生要求。

(2)发生职业病病例为0,发生职业病危害事故为0。

(3)职业病危害项目申报率达100%。

(4)建设项目职业病防护设施"三同时"执行率达100%。

(5)职业卫生宣传教育培训率达100%。

(6)职业病防护用品发放、维护率达100%。

(7)职业病危害因素监测率、检测合格率达100%。

(8)上岗前、在岗期间、离岗时职业健康检查率达100%。

6. 保障条件

(1)领导重视:形成公司法人及主要负责人亲自抓,各部门各司其职,各车间、班组层层有人管的齐抓共管格局。

(2)规范管理:修订职业卫生管理制度和操作规程,完善职业卫生管理措施,把职业卫生工作纳入目标考核中,并与管理层、劳动者的工资挂钩。

(3)加大资金投入:公司今年投入职业卫生专项经费50万元,用于职业卫生工作。规范资金管理,确保职业卫生专项资金专款专用。

制定日期:　　年　　月　　日

实施日期:　　年　　月　　日

2.《年度职业病防治计划与实施方案任务分解表》示例

年度职业病防治计划与实施方案任务分解表(示例)

序号	月份	实施内容	实施步骤	牵头(或责任)部门	参与部门	分管领导	备注

四、职业卫生档案

（一）帮扶依据

《职业病防治法》《工作场所职业卫生管理规定》《用人单位职业健康监护监督管理办法》《建设项目职业病防护设施"三同时"监督管理办法》规定，用人单位应当建立健全职业卫生档案和劳动者健康监护档案，并按照规定的期限妥善保存。劳动者离开用人单位时，有权索取本人职业健康监护档案复印件，用人单位应当如实、无偿提供，并在所提供的复印件上签章。

（二）帮扶实施

1. 查摆问题

（1）检查内容：职业卫生档案建立情况。

（2）检查方法：查看职业卫生档案内容的完整性和符合性，档案种类是否齐全，内容是否完整，是否符合职业卫生档案管理要求。

2. 帮扶标准　用人单位参照《国家安全监管总局办公厅关于印发职业卫生档案管理规范的通知》建立职业卫生档案，应包括如下档案（见下文"帮扶示例"）。

（1）职业卫生"三同时"工作档案。

（2）职业卫生管理档案。

（3）职业卫生宣传培训档案。

（4）职业病危害因素监测与检测评价档案。

（5）用人单位职业健康监护管理档案。

（6）劳动者个人职业健康监护档案。

（7）法律、法规、规章要求的其他资料文件。

（三）帮扶目标

职业卫生档案是用人单位职业卫生管理工作成果的具体体现，能够准确、完整反映本单位职业卫生工作的全过程，用人单位应建立健全职业卫生档案。

（四）帮扶示例

1. 职业卫生管理档案示例

档案编号：

职业卫生管理档案（示例）

用人单位：＿＿＿＿＿＿＿＿＿＿

职业卫生管理负责人：＿＿＿＿＿＿

联系电话：＿＿＿＿＿＿＿＿＿＿

电子邮箱：＿＿＿＿＿＿＿＿＿＿

目录

1. 职业病防治法律、法规、规章、标准、文件
2. 职业病防治领导机构及职业健康管理部门成立文件
3. 职业病防治计划与实施方案

（附：年度职业病防治计划实施检查表，表2-1）

4. 职业卫生管理制度及重点岗位职业卫生操作规程
5. 职业病危害项目申报表及回执

（附：职业病危害项目申报基本情况表，表2-2）

6. 职业病防治经费一览表（表2-3）
7. 职业病防护设施一览表（表2-4）
8. 职业病防护设施维护和检修记录表（表2-5）
9. 职业病防护用品发放使用记录表（表2-6）
10. 警示标识与职业病危害告知

（附：工作场所警示标识一览表，表2-7；职业病危害告知内容包括规章制度、操作规程、劳动过程中可能产生的职业病危害及其后果、职业病防护措施和待遇、作业场所职业病危害因素检测评价结果、职业健康检查和职业病诊断结果等的告知凭证）

11. 职业病危害事故应急救援预案
12. 用人单位职业卫生检查和处理记录表（表2-8）
13. 职业卫生监管意见和落实情况记录表（表2-9）

（附件可包括现场检查笔录、行政处罚决定书、奖励等资料）

表2-1　年度职业病防治计划实施检查表

序号	日期	职业病防治计划内容	实施情况	实施负责人	备注

续　表

序号	日期	职业病防治计划内容	实施情况	实施负责人	备注

编制：

审核(签字)：　　　　　　　　　　　　　　　编制日期：　　年　　月　　日

表 2 - 2　职业病危害项目申报基本情况表

单位名称			联系电话		
单位注册地址			工作场所地址		
申报类别	初次申报　变更申报		变更原因		
企业规模	大　中　小　微		行业分类		
			注册类型		
法定代表人			联系电话		
职业健康管理部门	有　　无		职业卫生管理人员数	专职	
				兼职	
劳动者总人数			职业病累计人数		
接触职业病危害因素种类数(个)			接触职业病危害因素人数		
职业病危害因素分布情况	作业场所名称	职业病危害因素名称	接触人数(可重复)	接触人数(不重复)	
	(作业场所1)				
		…			

续　表

职业病危害因素分布情况	作业场所名称	职业病危害因素名称	接触人数（可重复）	接触人数（不重复）
	（作业场所2）			
		…		
	合计			

编制：　　　　审核（签字）：　　　　　　　　　　　　编制日期：　　年　　月　　日

表2-3　职业病防治经费一览表

用途	工作内容	经费（元）	项目负责人	备注
职业卫生管理机构的组织工作经费				
生产车间改造				
生产工艺改进				
防护设施建设与维护				
职业病防护用品				
工作场所职业卫生检测评价				
职业病危害因素监测设备购买				
职业卫生宣传培训				
职工健康监护				
职业病病人诊疗				
警示标识				
其他				
合计				

编制：　　　　审核（签字）：　　　　　　　　　　　　编制日期：　　年　　月　　日

表2-4　职业病防护设施一览表

防护设施名称	型号	使用车间和岗位	防护用途	生产及安装单位	验收日期

续　表

防护设施名称	型号	使用车间和岗位	防护用途	生产及安装单位	验收日期

编制：　　　审核(签字)：　　　　　　　　　　　编制日期：　　年　　月　　日

表 2 - 5　职业病防护设施维护和检修记录表

车间名称		车间负责人	
防护设备名称		检修时间	

检修和维护情况(包括检修的原因、检修部门、检修费用、检修效果等)：

验收意见：　　　　　　　　　　负责人(签名)：

日期：　　年　　月　　日

表2-6　年度职业病防护用品发放使用记录表

车间名称	接触职业病危害因素	职业病防护用品名称	型号	数量	领取人	领取日期

编制：　　　　审核(签字)：　　　　　　　　　　　　编制日期：　　　年　　　月　　　日

附：职业病防护用品的生产、供货单位,使用说明和产品合格证明。

表2-7　工作场所警示标识一览表

序号	作业区	告知项目	配置地点	警示内容	标识数量	责任人

续　表

序号	作业区	告知项目	配置地点	警示内容	标识数量	责任人

编制：　　　审核(签字)：　　　　　　　　　　　　　编制日期：　　年　　月　　日

表2-8　用人单位职业卫生检查和处理记录表

车间名称		车间负责人	
检查地点			
检查时间	年　　月　　日　　时　　分		

检查情况记录：

检查人员(签名)：　　　　　　　　　　　　　　　　　年　　月　　日

整改意见	
	负责人(签名)：　　　　　　　　　　　年　　月　　日
整改落实情况	
	车间负责人(签名)：　　　　　　　　　年　　月　　日

注：检查内容包括车间总体卫生状况、警示标识、防护设施运行情况、应急救援设施、通信装置运行情况、职业病防护用品使用情况、操作规程执行情况等。

表 2-9 职业卫生监管意见和落实情况记录表

上级检查部门		检查日期	
发现主要存在的问题（主要内容摘录，附原件）：			
要求整改的措施及建议：			
		年 月 日	
用人单位领导审批意见：			
		年 月 日	
整改落实情况：			
负责人（签名）：		年 月 日	

第二节 中小微型企业职业病危害项目申报帮扶实施要点

中小微型企业职业病危害项目申报帮扶是指导用人单位将其基本信息、工作场所信息、主要产品、职业病危害因素种类及接触人数、职业病危害因素检测开展情况、职业健康监护开展情况等内容在规定的时限内，准确地在申报系统中进行填报。

一、帮扶依据

《职业病防治法》《使用有毒物品作业场所劳动保护条例》《工作场所职业卫生管理规定》《职业病危害项目申报办法》等规定,用人单位工作场所存在职业病目录所列职业病危害因素的,应及时、如实向所在地卫生健康主管部门申报职业病危害项目,并接受卫生健康主管部门的监督检查。

二、帮扶实施

(一)查摆问题

(1)检查内容:用人单位职业病危害项目申报及变更申报情况。

(2)检查方法:查询申报回执或登录申报系统,查看用人单位是否及时进行职业病危害项目申报,查阅职业病危害控制效果评价报告、现状评价报告或职业病危害因素定期检测报告、企业用工情况等资料,并结合现场实际情况,核查用人单位申报内容与实际是否相符。与用人单位确认是否有技术、工艺、材料等发生重要事项变更,并查阅相关资料,确认用人单位发生变化时是否及时进行变更申报,申报内容与实际是否相符。

(二)帮扶标准

职业病危害项目申报类别分为初次申报、变更申报、年度更新。

(1)初次申报:初次申报是指用人单位在申报系统中第一次进行的职业病危害项目申报,包括新建、改建、扩建、技术改造或者技术引进建设项目在竣工验收之日起 30 日内第一次向卫生行政部门申报,也包括从未申报过的用人单位第一次申报。

(2)变更申报:变更申报是指当用人单位申报后因各种原因技术、工艺、设备或者材料等发生变化,导致原申报的职业病危害因素及其相关内容发生重大变化的,或用人单位工作场所、名称、法定代表人或者主要负责人发生变化的,或经过职业病危害因素检测、评价,发现原申报内容发生变化的,自发生变化或收到有关检测、评价结果之日起 15 日内进行的申报。

(3)年度更新:年度更新是指用人单位每年对基本信息、工作场所信息、主要产品、职业病危害因素种类及接触人数、职业病危害因素检测开展情况、职业健康监护开展情况,在申报系统内进行年度更新。年度申报周期应>11 个月且<13 个月,超过 13 个月视为不及时更新,即未及时进行申报。

三、帮扶目标

用人单位应知悉职业病危害项目申报流程,及时、如实地在申报系统中进行填报。用人单位应完成以下事项。

(1)完成职业病危害项目申报。

(2)检查职业病危害项目申报存在的问题,规范职业病危害项目申报管理。

四、帮扶示例

上海市职业病危害项目申报及注意事项示例。

上海市职业病危害项目申报及注意事项（示例）

职业病危害项目申报流程可参照《上海市职业健康管理服务平台职业病危害项目申报操作手册（用人单位版）》操作说明执行。

1. **职业病危害项目申报**

企业法人从上海一网通办（http://zwdt.sh.gov.cn/）界面右上角的登录入口，选择个人用户登录，登录完成之后即可进入平台首页，找到"部门办事"中的"上海市卫生健康委员会"，点击"职业健康管理服务平台"，进入平台。企业法人可以通过随身办APP（application，手机软件）扫码登录、国家政务服务平台账号登录、支付宝登录、微信登录、账号密码登录等方式进入系统。点击右上角的"管理中心｜个人中心"，显示功能菜单，点击菜单即可进行相关业务办理。"申报"功能需要单位管理员（单位法人一证通账号）给个人赋予权限之后，个人才能看到相应的功能入口。

被授权的职业卫生管理人员登录"上海市职业健康管理服务平台"进行"危害因素申报"，点击新建申报，即可进入填写申报表界面，职业病危害项目包括初次申报、变更申报、年度更新3类申报，根据企业实际情况选择申报类型，按照申报格式填写申报信息与工作场所信息。若该用户在多家单位任职且被多家单位进行业务授权，点击右上角当前企业"点击切换"即可切换到其他单位进行业务办理。完成后点击"提交申报信息"，下载申报回执与申报内容进行存档。

2. **注意事项**

（1）企业规模可根据《国家统计局关于印发〈统计上大中小微型企业划分办法（2017）〉的通知》（国统字〔2017〕213号）的划分标准进行填报。

（2）经济类型可根据《关于划分企业登记注册类型的规定调整的通知》（国统字〔2011〕86号）中附件"关于划分企业登记注册类型的规定"的划分标准进行填报。

（3）本单位在册职工数是指申报年份内本单位所有正式员工，不包含外委（劳务派遣）人数。

（4）接害总人数指本单位所有接触职业病危害因素的人员，包含外委（劳务派遣）人数。

（5）填报接触职业病危害因素年度培训总人数时，年度培训人数应小于等于本单位在册职工数与外委（劳务派遣）人员数之和。

（6）填报职业病危害因素种类及接触人数时，职业病危害因素接触总人数应小于等于基本信息页面的接害总人数。

（7）填报职业健康监护开展情况时，职业健康体检总人数应小于等于职业病危害因素种类对应的接触总人数。

（8）在申报界面中，默认有一个工作场所，若企业有多个工作场所，可以"添加工作场所"。

（9）尚未进行职业病危害因素检测及职业健康体检的企业或报告结果暂时未出具，若接近申报时限，可先提交申报，职业病危害因素检测开展情况和职业健康监护开展情况暂时填写未开展，等职业病危害因素检测及职业健康体检报告结果出具后，企业及时进行变更申报。

第三节　中小微型企业建设项目职业病防护设施"三同时"帮扶实施要点

建设项目职业病防护设施"三同时"帮扶，是指导用人单位对于可能存在职业病危害的新建、改建、扩建、技术改造和技术引进项目，其职业病防护设施应与主体工程同时设计、同时施工、同时投入生产和使用。

一、职业病危害预评价

（一）帮扶依据

《职业病防治法》《使用有毒物品作业场所劳动保护条例》《建设项目职业病防护设施"三同时"监督管理办法》规定，新建、扩建、改建建设项目和技术改造、技术引进项目（以下统称建设项目）可能产生职业病危害的，建设单位在可行性论证阶段应当进行职业病危害预评价。

（二）帮扶实施

1. 查摆问题

（1）检查内容：用人单位近3年职业病危害预评价开展情况；职业病危害预评价报告评审及整改完善情况；职业病危害预评价工作过程报告编制情况；建设项目的生产规模、工艺、职业病危害因素的种类、职业病防护设施等发生重大变更情况。

（2）检查方法：查阅用人单位近3年建设项目清单，对于可能产生职业病危害的建设项目，是否在可行性研究阶段进行职业病危害预评价，编制职业病危害预评价报告。查阅职业病危害预评价报告，查看报告中建设项目的生产规模、工艺、职业病危害因素的种类、职业病防护设施等是否与实际情况一致，是否发生重大变更。查阅评价单位、评审专家组成、评审会相关材料，查看用人单位主要负责人或其指定的负责人是否对职业病危害预评价报告自行组织评审；检查评审资料是否齐全，评审程序是否符合要求，职业病危害预评价报告是否按照评审意见进行修改完善,职业病危害预评价工作过程是否形成书面报告备查。查看用人单位是否通过公告栏、网站等方式及时公布建设项目职业病危害预评价的承担单位、评价结论、评审时间及评审意见。

2. 帮扶标准

(1)编制职业病危害预评价报告:职业病危害预评价报告编制可根据《职业病危害评价通则》《建设项目职业病防护设施"三同时"监督管理办法》实施。

职业病危害预评价报告编制完成后,属于职业病危害一般的建设项目,其建设单位主要负责人或其指定的负责人,应当组织具有职业卫生相关专业背景的中级及中级以上专业技术职称人员或具有职业卫生相关专业背景的注册安全工程师(以下统称职业卫生专业技术人员)对职业病危害预评价报告进行评审,并形成是否符合职业病防治有关法律、法规、规章和标准要求的评审意见;属于职业病危害严重的建设项目,其建设单位主要负责人或其指定的负责人应当组织外单位职业卫生专业技术人员参加评审工作,并形成评审意见。

建设单位应当按照评审意见对职业病危害预评价报告进行修改完善,形成专家意见修改说明。职业病危害预评价工作过程应当形成书面报告备查。

(2)公示职业病危害预评价报告情况:除国家保密的建设项目外,职业病危害预评价报告应通过公告栏、网站等方式及时公布建设项目职业病危害预评价的承担单位、评价结论、评审时间及评审意见,供本单位劳动者和监督管理部门查询。

(三)帮扶目标

用人单位应采取积极有效措施,从源头预防、控制和消除建设项目可能产生的职业病危害,保护劳动者健康,用人单位应完成以下事项(见下文"帮扶示例")。

(1)规范开展建设项目职业病危害预评价工作,编写《建设项目职业病危害预评价报告》。

(2)编制建设项目职业病危害预评价工作过程报告。

(3)公示职业病危害预评价报告情况。

(4)完善职业卫生"三同时"档案备查。

(四)帮扶示例

建设项目职业卫生"三同时"档案示例

档案编号:

建设项目职业卫生"三同时"档案(示例)

用人单位:_____

职业卫生管理负责人:_____

联系电话:_____

电子邮箱:_____

目 录

1. 建设项目职业卫生"三同时"审查登记表
2. 建设项目批准文件
3. 职业病危害预评价委托书与预评价报告
4. 建设项目职业病防护设施设计专篇
5. 职业病危害控制效果评价委托书与控制效果评价报告
6. 建设单位对职业病危害预评价报告、职业病防护设施设计专篇、职业病防护设施控制效果评价报告的评审意见
7. 监管部门审核、审查、验收批文
8. 建设项目职业病危害防治法律责任承诺书
9. 全套竣工图纸、验收报告、竣工总结
10. 工程改建、扩建及维修、使用中变更的图纸及有关材料

建设项目职业卫生"三同时"审查登记表(示例)

项目名称:＿＿＿＿＿＿＿＿＿＿＿＿＿

项目类型:＿＿＿＿＿＿＿＿＿＿＿＿＿

建设工期:＿＿＿年＿＿＿月＿＿＿日至＿＿＿年＿＿＿月＿＿＿日

存在的主要职业病危害因素:＿＿＿＿＿＿＿＿＿＿＿＿＿＿＿＿＿＿＿＿＿＿

预评价审核		
年　月	结论	审核单位

设计审查		
年　月	结论	审查单位

竣工验收		
年　月	结论	验收单位

编制:　　　　　　　　　　　　　　审核:

编制日期:　　　　　　　　　　　　审核日期:

说明:项目类型选择新建、改建、扩建、技改(技术改造)、引进(技术引进)填报。

2. 建设项目职业病危害预评价工作过程报告示例

建设项目职业病危害预评价工作过程报告(示例)

项目名称：_____

建设单位：_____

联系人：_____

联系电话：_____

编制日期：_____

填写说明

1. 本工作报告可以用钢笔、签字笔填写，字迹要清晰、工整；也可以用打印机打印四号字文本，但"主要负责人签字"必须由本人用钢笔、签字笔签署姓名。

2. 本工作报告"项目名称"栏，填写建设项目名称。

3. 本工作报告"建设单位"是指建设项目投资、管理的单位。

4. 本工作报告中"建设项目职业病危害风险分类"栏根据职业病危害预评价报告评价结论填写。

5. 本工作报告设置的栏目尺寸，不能满足填写内容的需要时，可自行设置栏目尺寸，但不能改变表格外边距的尺寸；本工作报告设置的栏目中的表格数量不能满足填写内容的需要时，可自行设置续表，格式和内容要求应与本工作报告的表格一致。

建设项目地址				
建设项目性质	新建□　改建□　扩建□　技术改造□　技术引进□			
建设单位法人		项目负责人		
职业病危害预评价报告	编制单位			
	评审时间		联系人及联系电话	
建设项目职业病危害风险分类	一般□　严重□			

建设项目职业病危害预评价主要内容

车间	岗位	主要职业病危害因素种类	预期接触人数	预期接触水平范围以及是否超标	拟采取的工程控制措施

续　表

建设单位承诺

　　我单位对本建设项目职业病危害预评报告的真实性、客观性和合规性负责,并承担相应的法律责任。我单位已按照相关法规要求对职业病危害预评价报告进行评审,并按评审意见对预评价报告进行修改、完善,确保建设项目投入生产后能满足职业病防治方面法律、法规、标准的要求。按要求对职业病危害预评价信息进行了公示。

　　　　建设单位主要负责人(签字):　　　　　　(加盖公章处)

年　　月　　日

报告编制人:　　　　编制时间:　　　　联系电话:

注:建设单位可按实际情况增加相关内容,另需附上职业病危害预评价报告评审参加人员签名表、预评价报告评审意见、评审意见修改说明

3. 建设项目职业病防护设施"三同时"工作公示信息表示例

建设项目职业病防护设施"三同时"工作公示信息表(示例)

项目名称	
项目地址	
项目性质	新建□　改建□　扩建□　技术改造□　技术引进□
项目负责人	联系电话
公示信息类别	职业病危害预评价□ 职业病防护设施设计□ 控制效果评价与职业病防护设施验收□
评价报告编制单位或职业病防护设施设计单位	联系人及 联系电话

评审(验收)情况(包括评审验收时间、主持人、评审验收人员、评价结论、评审及验收意见等):

评审(验收)意见的整改落实情况:

制表人:　　　　制表日期:　　　　联系电话:

二、职业病防护设施设计

（一）帮扶依据

《职业病防治法》《建设项目职业病防护设施"三同时"监督管理办法》规定，存在职业病危害的建设项目，建设单位应当在施工前按照职业病防治有关法律、法规、规章和标准的要求，进行职业病防护设施设计。

（二）帮扶实施

1. 查摆问题

（1）检查内容：用人单位近3年职业病防护设施设计开展情况；职业病防护设施设计评审及整改完善情况；职业病防护设施设计工作过程报告编制情况；建设项目的生产规模、工艺、职业病危害因素的种类、职业病防护设施等发生重大变更情况。

（2）检查方法：查阅用人单位近3年建设项目清单，对于可能产生职业病危害的建设项目，是否在设计阶段进行职业病防护设施设计，编制职业病防护设施设计专篇。查阅原职业病防护设施设计，检查建设项目的生产规模、工艺、职业病危害因素的种类、职业病防护设施等是否与实际情况一致，是否发生重大变更，建设项目的生产规模、工艺等发生重大变更导致职业病危害风险发生重大变化的，是否对变更的内容重新进行职业病防护设施设计和评审。查阅设计单位、评审专家组成、评审会相关材料，查看用人单位主要负责人或其指定的负责人是否对职业病防护设施设计自行组织评审，检查评审资料是否齐全，评审程序是否符合要求，职业病防护设施设计是否按照评审意见进行修改完善，职业病防护设施设计工作过程是否形成书面报告备查。查看用人单位是否通过公告栏、网站等方式及时公布建设项目职业病防护设施设计的承担单位、评价结论、评审时间及评审意见。

2. 帮扶标准

（1）编制职业病防护设施设计专篇：存在职业病危害的建设项目，用人单位在设计阶段须进行职业病防护设施设计，编制职业病防护设施设计专篇，职业病防护设施设计专篇编制可根据《建设项目职业病防护设施"三同时"监督管理办法》实施。

按照《国务院关于第一批清理规范89项国务院部门行政审批中介服务事项的决定》中的决定："申请人可按要求自行编制职业病防护设施设计专篇，也可委托有关机构编制，审批部门不得以任何形式要求申请人必须委托特定中介机构提供服务；保留审批部门现有的职业病防护设施设计专篇技术评估、评审。"

职业病防护设施设计专篇编制完成后，属于职业病危害一般的建设项目，其建设单位主要负责人或其指定的负责人应当组织具有职业卫生相关专业背景的中级及中级以上专业技术职称人员或者具有职业卫生相关专业背景的注册安全工程师（以下统称职业卫生专业技术人员）对职业病防护设施设计专篇进行评审，并形成是否符合职业病防治有关法律、法规、规章和标准要求的评审意见；属于职业病危害严重的建设项目，其建设单位主要负责人或其指定的负责人应当组织外单位职业卫生专业技术人员参加评审工作，并形成评审意见。

建设单位应当按照评审意见对职业病防护设施设计进行修改完善，最终形成职业病防护设施设计专篇和职业病防护设施设计工作过程报告,建设单位对最终的职业病防护设施设计的真实性、客观性和合规性负责。职业病防护设施设计工作过程应当形成书面报告备查。

建设项目职业病防护设施设计在完成评审后,建设项目的生产规模、工艺等发生变更导致职业病危害风险发生重大变化的,建设单位应当对变更的内容重新进行职业病防护设施设计和评审。

(2)职业病防护设施设计专篇的公示:除国家保密的建设项目外,职业病防护设施设计专篇应通过公告栏、网站等方式及时公布建设项目职业病防护设施设计的承担单位、评价结论、评审时间及评审意见,供本单位劳动者和监督管理部门查询。

(三)帮扶目标

建设项目职业病防护设施设计是针对可行性研究报告以及职业病危害预评价报告提出的工程防护技术措施,是贯彻落实"预防为主、防治结合"方针、保障劳动者职业健康权益的有效手段。用人单位应完成以下事项(见下文"帮扶示例")。

(1)规范开展职业病防护设施设计工作,编写《建设项目职业病防护设施设计专篇》。

(2)编制建设项目职业病防护设施设计工作过程报告。

(3)公示职业病防护设施设计专篇情况。

(4)完善职业卫生"三同时"档案备查。

(四)帮扶示例

建设项目职业病防护设施设计工作过程报告示例

建设项目职业病防护设施设计工作过程报告(示例)

项目名称:＿＿＿＿＿＿＿＿

建设单位:＿＿＿＿＿＿＿＿

联系人:＿＿＿＿＿＿＿＿

联系电话:＿＿＿＿＿＿＿＿

日期:＿＿＿＿＿＿＿＿

填写说明

1. 本工作报告可以用钢笔、签字笔填写,字迹要清晰、工整;也可以用打印机打印四号字文本,但"主要负责人签字"必须由本人用钢笔、签字笔签署姓名。

2. 本工作报告"项目名称"栏,填写建设项目名称。

3. 本工作报告"建设单位"是指建设项目投资、管理的单位。

4. 本工作报告设置的栏目尺寸,不能满足填写内容的需要时,可自行设置栏目尺寸,但不能改变表格外边距的尺寸;本工作报告设置的栏目中的表格数量不能满足填写内容的需要时,可自行设置续表,格式和内容要求应与本工作报告的表格一致。

建设项目地址						
建设项目性质	新建□ 改建□ 扩建□ 技术改造□ 技术引进□					
建设单位法人				项目负责人		
投资情况	总投资　　万元,其中职业病防护设施投资预算　　万元					
职业病防护设施设计	设计单位					
	评审时间			联系人及联系电话		

职业病防护设施设计情况一览表

车间	设施名称	设施型号	设计参数	数量	安装位置

建设单位承诺

　　我单位对本建设项目职业病防护设施设计的真实性、客观性和合规性负责,并承担相应的法律责任。我单位已按照相关法规要求对职业病防护设施设计进行评审,并按评审意见对设计进行修改、完善。我单位将严格按照评审通过的设计和有关规定组织职业病防护设施的采购和施工,确保投产后能满足职业病防治相关法律、法规、标准的要求。按要求对职业病防护设施设计信息进行了公示。

　　　建设单位主要负责人(签字):　　　　　(加盖公章处)

　　　　　　　　　　　　　　　　　　　　　　　　　　　年　　月　　日

报告编制人:　　　　编制时间:　　　　　　　联系电话:
注:建设单位可按实际情况增加相关内容,另需要附上职业病防护设施设计评审参加人员签名表、职业病防护设施设计评审意见、评审意见修改说明。

三、职业病危害控制效果评价和防护设施验收

(一)帮扶依据

《职业病防治法》《工作场所职业卫生管理规定》《建设项目职业病防护设施"三同时"监督管理办法》规定,建设项目在竣工验收前,建设单位应当进行职业病危害控制效果评价。建设项目职业病防护设施未按照规定验收合格的,不得投入生产或者使用。

(二)帮扶实施

1. 查摆问题

(1)检查内容:用人单位近3年职业病危害控制效果评价开展情况;建设项目职业病防护设施验收方案编制情况;职业病危害控制效果评价报告评审情况及职业病防护设施验收情况;建设项目职业病危害控制效果评价和职业病防护设施验收工作过程报告编制情况;分期建设、分期投入生产或者使用的建设项目验收情况。

（2）检查方法：查阅用人单位近 3 年建设项目清单，建设项目在竣工验收前或者试运行期间，是否进行职业病危害控制效果评价，并编制评价报告。查阅职业病危害控制效果评价报告，查看报告中建设项目的生产规模、工艺、职业病危害因素的种类、职业病防护设施等是否与职业病危害预评价报告、设计专篇情况一致，是否有发生重大变更，导致职业病危害风险发生重大变化的，如不一致或发生重大变化，是否在职业病危害控制效果评价报告中作出说明或对变更的内容重新进行职业病危害预评价和评审。查阅用人单位是否在职业病防护设施验收前编制验收方案。查阅评价单位资质、评审专家组成、评审会相关材料，查看用人单位是否对职业病危害控制效果评价报告进行评审以及对职业病防护设施进行验收，评审意见和验收意见是否符合职业病防治有关法律、法规、规章和标准要求，是否按照评审与验收意见对职业病危害控制效果评价报告和职业病防护设施进行整改完善。查阅用人单位职业病危害控制效果评价和职业病防护设施验收工作过程是否形成书面报告备查。核查企业是否涉及分期建设、分期投入生产或者使用的建设项目，分期建设、分期投入生产或者使用的建设项目，其配套的职业病防护设施是否分期与建设项目同步进行验收。查看用人单位是否通过公告栏、网站等方式及时公布建设项目职业病危害控制效果评价的承担单位、评价结论、评审时间及评审意见，以及职业病防护设施验收时间、验收方案和验收意见等信息。

2. 帮扶标准

（1）编制建设项目职业病危害控制效果评价报告：建设项目在竣工验收前或者试运行期间，进行职业病危害控制效果评价，并编制评价报告。建设项目职业病危害控制效果评价的编制可根据《建设项目职业病防护设施"三同时"监督管理办法》实施。

建设项目完工后，需要进行试运行的，其配套建设的职业病防护设施必须与主体工程同时投入试运行。试运行时间应当不少于 30 日，最长不得超过 180 日，国家有关部门另有规定或者特殊要求的行业除外。

在职业病防护设施验收前，编制验收方案，并在验收前 20 日将验收方案上报相关行政部门。建设项目职业病防护设施验收方案内容编制应满足《建设项目职业病防护设施"三同时"监督管理办法》的要求。

（2）职业病危害控制效果评价报告评审及职业病防护设施验收：属于职业病危害一般或者较重的建设项目，其建设单位主要负责人或其指定的负责人应当组织职业卫生专业技术人员对职业病危害控制效果评价报告进行评审，以及对职业病防护设施进行验收，并形成是否符合职业病防治有关法律、法规、规章和标准要求的评审意见和验收意见。属于职业病危害严重的建设项目，其建设单位主要负责人或其指定的负责人应当组织外单位职业卫生专业技术人员参加评审和验收工作，并形成评审和验收意见。

建设单位应当按照评审与验收意见对职业病危害控制效果评价报告和职业病防护设施进行整改完善，最终将形成的职业病危害控制效果评价报告和职业病防护设施验收工作过程报告归档。建设单位对最终的职业病危害控制效果评价报告和职业病防护设施验收结果的真实性、合规性和有效性负责。

其中职业病危害严重的建设项目应当在验收完成之日起 20 日内向管辖该建设项目的行政部门提交书面报告。分期建设、分期投入生产或者使用的建设项目，其配套的职业病防护设施应当分期与建设项目同步进行验收。

（3）职业病防护设施验收的公示：除国家保密的建设项目外，产生职业病危害的建设单位应将建设项目职业病危害控制效果评价的承担单位、评价结论、评审时间及评审意见，以及职业病防护设施验收时间、验收方案和验收意见等信息，通过公告栏、网站等方式及时公布并建立相关台账，供本单位劳动者和监督管理部门查询，满足《建设项目职业病防护设施"三同时"监督管理办法》规定的要求。

（三）帮扶目标

职业病危害控制效果评价的目的是确认建设项目对职业健康风险的控制效果，评价防护设施的符合性与有效性，并对建设项目的职业健康风险提出有效的控制措施要求。用人单位应完成以下事项（见下文"帮扶示例"）。

（1）规范开展建设项目职业病危害控制效果评价，编制评价报告。

（2）完成建设项目职业病防护设施验收方案。

（3）编制建设项目职业病危害控制效果评价和职业病防护设施验收工作过程报告。

（4）通过建设项目职业病危害控制效果评价报告审核及职业病防护设施验收。

（5）完成职业病防护设施验收的公示。

（6）完善建设项目职业卫生"三同时"档案。

（四）帮扶示例

1. 建设项目职业病防护设施验收方案示例

建设项目职业病防护设施验收方案（示例）

项目名称：＿＿＿＿＿＿＿＿

建设单位：＿＿＿＿＿＿＿＿

联系人：＿＿＿＿＿＿＿＿

联系电话：＿＿＿＿＿＿＿＿

编制日期：＿＿＿＿＿＿＿＿

填写说明

1. 本验收方案可以用钢笔、签字笔填写，字迹要清晰、工整；也可以用打印机打印四号字文本，但"主要负责人签字"必须由本人用钢笔、签字笔签署姓名。

2. 本验收方案"项目名称"栏，填写建设项目名称。

3. 本验收方案"建设单位"是指建设项目投资、管理的单位。

4. 本验收方案中"建设项目职业病危害风险分类"根据职业病危害控制效果评价报告结论填写。

5. 本验收方案设置的栏目尺寸，不能满足填写内容的需要时，可自行设置栏目尺寸，但不能改变表格外边距的尺寸;本验收方案设置栏目中的表格数量不能满足填写内容的需要时,可自行设置续表,格式和内容要求应与本验收方案的表格一致。

建设项目地址			
建设项目性质	新建□　改建□　扩建□　技术改造□　技术引进□		
建设单位法人		项目负责人	
总投资情况	总投资　　　万元,其中职业病防护设施实际投资　　　万元		
职业病危害预评价执行情况	报告编制单位	联系人及联系电话	
	评审时间		
职业病防护设施设计执行情况	设计单位	联系人及联系电话	
	评审时间		
职业病危害控制效果评价报告情况			
职业病危害控制效果评价报告编制单位		联系人及联系电话	
建设项目职业病危害风险分类	一般□　较重□　严重□		
建设项目概况(包括建设内容、主要原材料与工艺、工作制度、劳动定员、试运行情况,以及控制效果评价报告描述的产生职业病危害因素种类、接触人数、检测超标等情况)	1. 建设内容: 2. 主要原辅材料: 3. 主要工艺: 4. 工作制度与劳动定员: 5. 试运行情况简介: 6. 产生的职业病危害因素种类以及接触人数: 7. 职业病危害因素检测超标情况:		
职业病防护设施验收安排			
验收具体时间		验收地点	

拟定参加职业病防护设施验收人员与职责分工

类别	姓名	单位	职务/职称	工作内容、责任
评审、验收组成员				负责评价报告评审和职业病防护设施验收;审核职业病危害控制效果评价报告,审阅相关资料,现场检查职业病防护设施和措施落实情况,并形成评审和验收意见

续 表

类别	姓名	单位	职务/职称	工作内容、责任
建设单位人员				由建设单位主要负责人或指定的负责人组织评审与验收总体工作;介绍建设项目基本情况及试生产情况;资料档案的准备;职业病防护设施现场核查的陪同,并负责按评审和验收意见组织落实整改
设计单位人员				负责建设项目职业病防护设施设计情况的汇报和答疑,并按评审意见对设计进行修改
施工单位人员				负责建设项目职业病防护设施施工情况的汇报和答疑
监理单位人员				负责建设项目职业病防护设施施工监理过程的汇报和答疑
评价单位人员				负责职业病危害控制效果评价报告的汇报和答疑,并按评审意见进行报告修改

建设单位意见:
同意本验收方案向职业卫生管理部门上报。

建设单位主要负责人(签名): 　　　　　　(单位公章)

　　　　　　　　　　　　　　　　　　　　　年　月　日

2. 建设项目职业病危害控制效果评价和职业病防护设施验收工作过程报告示例

建设项目职业病危害控制效果评价和职业病防护设施验收工作过程报告(示例)

项目名称：_____

建设单位：_____

联系人：_____

联系电话：_____

日期：_____

填写说明

1. 本工作报告可以用钢笔、签字笔填写，字迹要清晰、工整；也可以用打印机打印四号字文本，但"主要负责人签字"必须由本人用钢笔、签字笔签署姓名。

2. 本工作报告"项目名称"栏，填写建设项目名称。

3. 本工作报告"建设单位"是指建设项目投资、管理的单位。

4. 本工作报告中"职业病危害风险分类"栏根据建设项目职业病危害控制效果评价报告结论填写。

5. 本工作报告设置的栏目尺寸，不能满足填写内容的需要时，可自行设置栏目尺寸，但不能改变表格外边距的尺寸；本工作报告设置的栏目中的表格数量不能满足填写内容的需要时，可自行设置续表，格式和内容要求应与本工作报告的表格一致。

建设项目地址				
建设项目性质	新建□　改建□　扩建□　技术改造□　技术引进□			
建设单位法人			项目负责人	
投资情况	实际总投资　　　万元,其中职业病防护设施投资　　　万元			
职业病危害控制效果评价报告	编制单位			
	评审时间		联系人及联系电话	
职业病防护设施验收	验收时间			
建设项目职业病危害风险分类	一般□　严重□			
12项管理措施落实情况	已落实各项		未落实项	
建设项目接触职业病危害人数		上岗前职业健康检查人数		发现职业禁忌人数

续　表

职业病危害因素检测超标情况

序号	岗位名称	职业病危害因素名称	检测结果	限值标准

职业病防护设施设置情况

序号	设施名称	设施型号	性能参数	数量	设置位置

建设单位承诺

我单位组织了本项目职业病危害控制效果评价报告的评审和职业病防护设施的验收,结果真实有效,符合相关法律、法规和标准的要求,并按要求对职业病危害控制效果评价和职业病防护设施验收信息进行了公示。

同时,我单位已按评审、验收意见整改完毕,并承诺确保职业病防护设施、职业卫生管理措施的有效性,确保本项目职业病危害防治工作符合相关法律、法规和标准的要求。

建设单位主要负责人(签字):　　　　(加盖公章处)

　　　　　　　　　　　　　　　　　　　　　　　年　　月　　日

报告编制人:　　　　编制时间:　　　　　　联系电话:

注:建设单位可按实际情况增加相关内容,另需附上控制效果评价报告评审及职业病防护设施竣工验收人员签名表影印件、职业病危害控制效果评价报告评审意见影印件、职业病防护设施竣工验收意见影印件、评审和验收意见整改情况说明影印件。

第四节　中小微型企业工作场所职业卫生条件帮扶实施要点

中小微型企业工作场所职业卫生条件帮扶是指通过现场勘探、资料核查等方法,了解用人单位工作场所存在的职业病危害因素浓度或强度是否符合国家职业卫生标准,判断工作场所有害和无害作业布置是否合理,生活场所和卫生设施设置是否全面,并提出有效的改善性帮扶建议。

一、职业病危害因素浓度或强度

(一)帮扶依据

《职业病防治法》《工作场所职业卫生管理规定》《使用有毒物品作业场所劳动保护条

例》规定,产生职业病危害用人单位工作场所职业病危害因素的浓度或强度须符合国家职业卫生标准。

(二)帮扶实施

1. 查摆问题

(1)检查内容:工作场所职业病危害因素浓度或强度情况。

(2)检查方法:查阅企业年度内的职业卫生定期检测报告或评价报告,重点检查矽尘、石棉粉尘、高毒物品和放射性物质浓度或强度是否达标,工作场所作业岗位中存在的各种有害的化学、物理、生物因素以及在作业过程中产生的其他职业有害因素浓度或强度是否符合国家职业卫生标准和行业标准的要求。

2. 帮扶标准 工作场所存在的化学物质、粉尘、生物等职业病危害因素浓度的限值需要满足《工作场所有害因素职业接触限值 第 1 部分:化学有害因素》及修改单的要求。

工作场所存在的超高频辐射、高频电磁场、工频电场、激光、微波辐射、紫外辐射、高温(Wet Bulb Globe Temperature,WBGT 指数)、噪声、手传振动等物理因素的强度需要满足《工作场所有害因素职业接触限值 第 2 部分:物理因素》的要求,电离辐射需要满足《电离辐射防护与辐射源安全基本标准》的要求。

(三)帮扶目标

用人单位需要确定工作场所职业病危害因素浓度或强度超标的职业病危害因素和工作岗位,对于工作场所职业病危害因素浓度或强度虽未超标,但存在发生职业病危害的隐患和风险,需要对风险较高的岗位进行标记,并作为关键控制点。

(四)帮扶示例

1. 化学因素和生物因素职业接触限值查看示例

查找危害因素名称或美国化学文摘社(Chemical Abstracts Service,CAS)号,对照 GBZ2.1 职业接触限值(occupational exposure limits,OEL)中的指标判断时间加权平均容许浓度(permissible concentration-time weighted average,PC - TWA)、短时间接触容许浓度(permissible concentration-short time exposure limit,PC - STEL)、最高容许浓度(maximum allowable concentration,MAC)或峰接触浓度(peak exposure,PE)等是否超标。

(1)最高容许浓度(MAC):在一个工作日内任何时间、工作地点的化学有害因素均不应超过的浓度。

(2)时间加权平均容许浓度(PC - TWA):以时间为权数规定的 8 h 工作日、40 h 工作周的平均容许接触浓度。

(3)短时间接触容许浓度(PC - STEL):在实际测得的 8 h 工作日、40 h 工作周平均接触浓度遵守 PC - TWA 的前提下,容许劳动者短时间(15 min)接触的加权平均浓度。

(4)峰接触浓度(PE):在最短的可分析的时间段内(≤15 min)确定的空气中特定物质的最大或峰值浓度。对于接触具有 PC - TWA 但尚未制定 PC - STEL 的化学有害因素,应使用峰接触浓度控制短时间的接触。在遵守 PC - TWA 的前提下,容许在一个工作日内发生的任何一次短时间(15 min)超出 PC - TWA 水平的最大接触浓度。

作业场所劳动者接触某种职业性有害因素的实际接触水平与该因素相应职业接触限值的比值,是指当劳动者接触的两种或两种以上有毒物质共同作用于同一器官、系统或具有相似的毒性作用,或已知这些物质可产生相加作用时,每一种化学有害因素的实际测量值与其对应职业接触限值的比值之和。当 I≤1 时,表示未超过 OEL,符合卫生要求;反之,当 I>1 时,表示超过 OEL,则不符合卫生要求。

2. 矽尘、石棉粉尘、高毒物品和放射性物质等帮扶重点危害因素限值示例

(1) 矽尘的检查:矽尘是指结晶型游离二氧化硅(SiO_2)含量>10%的无机性粉尘。游离 SiO_2 检测方法为《工作场所空气中粉尘测定 第 4 部分:游离二氧化硅含量》(GBZ/T 192.4-2007)。游离 SiO_2 含量在 50%~80%,游离 SiO_2 含量>80%,以及 10%~50%为不同的限值要求(表 2-4-1)。

表 2-4-1 工作场所空气中化学有害因素(矽尘)职业接触限值

中文名	化学文摘号 CAS 号	PC-TWA mg/m³		临界不良健康效应	备注
		总尘	呼尘		
矽尘 10%≤游离 SiO_2 含量≤50%	14808-60-7	1	0.7	矽肺	G1(结晶型)
50%<游离 SiO_2 含量≤80%		0.7	0.3		
游离 SiO_2 含量>80%		0.5	0.2		

注:上表参考《工作场所有害因素职业接触限值 第 1 部分:化学有害因素》(GBZ2.1-2019)中表 1。

(2) 石棉粉尘和石棉纤维的检查:石棉是一种具有纤维状结构的硅酸盐矿物,分两大类:蛇纹石类(温石棉)、闪石类(青石棉、铁石棉、直闪石、透闪石、阳起石、角闪石)。石棉纤维是指直径 3 μm、长度 5 μm 且长度与直径比为 3:1 的纤维。石棉粉尘的检测方法为《工作场所空气中粉尘测定 第 1 部分:总粉尘浓度》(GBZ/T 192.1-2007),石棉纤维的检测方法为《工作场所空气中粉尘测定 第 5 部分:石棉纤维浓度》(GBZ/T 192.5-2007)。

(3) 高毒物品的检查:纳入国家高毒物品目录,需要进行特殊管理的物质。国家高毒物品目录为《卫生部关于印发〈高毒物品目录〉的通知》(卫法监发〔2003〕142 号)附件中物品。

(4) 放射性物质的检查:是指能使受作用物质发生电离现象的辐射,即波长 100 nm 的电磁辐射。电离辐射的特点是波长短、频率高、能量高。电离辐射可以从原子、分子或其他束缚状态中放出一个或几个电子。电离辐射是一切能引起物质电离的辐射的总称,其种类很多,高速带电粒子有 α 粒子、β 粒子、质子,不带电粒子有中子以及 X 线、γ 射线。

3. 职业病危害关键控制点判断方法示例

在现场调查、现场检测的基础上,结合岗位接触水平,包括各岗位的接触时间、接触方式、接触各种职业病危害因素的浓度或强度、吸收途径、可能产生的危害及可能引起的职业病等情况进行综合判断,确定用人单位各岗位职业病危害接触水平,从而判断用人单位的关键控制点。

(1) 固有风险分级原则:化学类危害因素具有高毒性、致癌性、生殖毒性、致敏性中任意

一个特性属于危害严重;化学类危害因素不具有高毒性、致癌性、生殖毒性、致敏性的危害较重;粉尘类危害因素不具有致癌性和高毒性的危害较重;物理因素(不含放射)危害一般。

(2)接触风险分级原则:粉尘、化学因素、物理因素检测结果超标为严重,粉尘、化学因素工程防护设施不足或检测结果超过限值50%为较重;工程防护设施完善且检测结果低于限值50%为一般。噪声>85 dB(A)为严重,≥80 dB(A)但≤85 dB(A)为较重,8 h等效声级<80 dB(A)为一般。

(3)职业危害事故风险分级原则:可能突然逸散出大量有害物质或容易聚集有毒物质发生急性职业损伤的工作场所,事故风险严重;不存在化学类物质,无易燃、易爆粉尘的工作场所,事故风险一般,除上面以外的工作场所,事故风险较重。

(4)综合风险分级原则:固有风险较重和一般时,综合风险分级同接触风险;当固有风险为严重时,综合风险视具体情况,可在接触风险分级上提高一级。

(5)根据评价人员的实际经验以及项目所处行业的职业病危害风险和历史案例情况,可对接触风险及综合风险分级做适当调整。

二、有害和无害作业分开(包括工作场所与生活场所分开)

(一)帮扶依据

《职业病防治法》《工作场所职业卫生管理规定》《使用有毒物品作业场所劳动保护条例》规定:工作场所生产布局合理,符合有害与无害作业分开的原则;工作场所与生活场所分开,工作场所不得住人。

(二)帮扶实施

1. 查摆问题

(1)检查内容:生产布局是否合理,是否符合有害与无害作业分开的原则,以及工作场所与生活场所分开的情况。

(2)检查方法:现场检查,主要检查接触矽尘、石棉粉尘、高毒物质岗位是否与其他岗位隔离,接触有毒、有害物质岗位与无危害岗位是否分开布置;有毒物品和粉尘的发生源是否布置在操作岗位下风侧;现场检查工作场所与生活场所是否分开,工作场所不得住人。

2. 帮扶标准　根据《职业病防治法》《工业企业设计卫生标准》有关规定:①有害和无害作业分开。总体布局合理。车间办公室宜靠近厂房布置,但不宜与处理危险、有毒物质的场所相邻;应满足采光、照明、通风、隔声等要求。工作场所粉尘、毒物的发生源应布置在工作地点的自然通风或进风口的下风侧;放散不同有毒物质的生产过程所涉及的设施布置在同一建筑物内时,使用或产生高毒物质的工作场所应与其他工作场所隔离。车间内发热设备设置应按车间气流具体情况确定,一般宜在操作岗位夏季主导风向的下风侧、车间天窗下方的部位。产生噪声的车间与非噪声作业车间、高噪声车间与低噪声车间应分开布置。②工作场所与生活场所分开,工作场所不得住人。

(三)帮扶目标

用人单位现场应生产布局合理,达到有害和无害作业分开、工作场所与生活场所分开

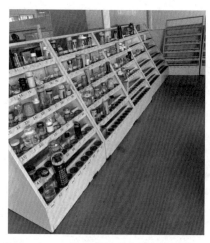

图 2-4-1 用人单位茶水间配置示意图

的目标。

(四)帮扶示例

用人单位茶水间配置见图 2-4-1。

三、卫生设施设置

(一)帮扶依据

《职业病防治法》《工作场所职业卫生管理规定》《工业企业设计卫生标准》规定,工作场所要有配套的更衣间、洗浴间、孕妇休息间等卫生设施。

(二)帮扶实施

1. 查摆问题

(1)检查内容:用人单位卫生设施配置情况。

(2)检查方法:查看用人单位设置的辅助用室,是否按《工业企业设计卫生标准》的要求设置配套的更衣间、洗浴间、孕妇休息间、女工卫生室等辅助用室。

2. 帮扶标准 《工业企业设计卫生标准》规定,应根据工业企业生产特点、实际需要和使用方便的原则设置辅助用室。辅助用室包括车间卫生用室、生活室、女工卫生室,并应符合相应的卫生标准要求。

(1)车间卫生用室的设置:车间卫生室一般包括浴室、更/存衣室、盥洗室以及在特殊作业、工种或岗位设置的洗衣室。按照车间卫生特征分级应做如下设置。

1)浴室:卫生特征 1 级、2 级的车间应设浴室;3 级的车间宜在车间附近或厂区设置集中浴室;4 级的车间可在厂区或居住区设置集中浴室。浴室可由更衣间、洗浴间和管理间组成。

浴室内一般按 4~6 个淋浴器设一具盥洗器。每个淋浴器设计使用人数及浴室设置位置见表 2-4-2。

表 2-4-2 每个淋浴器设计使用人数及浴室设置位置(上限值)

车间卫生特征	人数	浴室设置位置
1 级	3	车间应设浴室
2 级	6	车间应设浴室
3 级	9	宜在车间附近或厂区设置集中浴室
4 级	12	可在厂区或居住区设置集中浴室

注:①需每天洗浴的炎热地区,每个淋浴器使用人数可适当减少;②浴室的设计一般按劳动者最多的班组人数进行设计。

女浴室和卫生特征 1 级、2 级的车间浴室不得设浴池。体力劳动强度 3 级或 4 级者可设部分浴池,浴池面积一般可按 1 个淋浴器相当于 2 m² 面积进行换算,但浴池面积不宜 < 5 m²。

2）更/存衣室:更/存衣室设计原则见表2-4-3。

表2-4-3　更/存衣室设计原则

车间卫生特征	便服室、工作服室设计原则	其他要求
1级	便服室和工作服室分开设置	工作服室应有良好的通风
2级	便服和工作服同室分柜存放	—
3级	便服和工作服同柜分层存放	更衣室与休息室可合并设置
4级	可设在休息室内或车间内适当地点	—

注:更/存衣室设计计算人数应按车间劳动者实际总数计算。

3）盥洗设施:盥洗水龙头设计数量及盥洗设施设置位置见表2-4-4。

表2-4-4　盥洗水龙头设计数量及盥洗设施设置位置

车间卫生特征级别	每个水龙头的使用人数(人)	盥洗设施设置位置
1、2	20～30	盥洗设施宜分区集中设置
3、4	31～40	

注:①盥洗室设计一般按劳动者最多的班组人数进行设计。②接触油污的车间,应供给热水。③盥洗设施宜分区集中设置。厂房内的盥洗室应做好地面排水,厂房外的盥洗设施还宜设置雨篷并应防冻。④应根据职业接触特征,对易沾染病原体或易经皮肤吸收的剧毒或高毒物质的特殊工种、污染严重的工作场所,设置洗消室、消毒室及专用洗衣房等。⑤低温高湿的重负荷作业,如冷库和地下作业等,应设工作服干燥室。

（2）生活用室的设置:生活用室一般包括休息室、就餐场所、厕所,生活用室应与产生有害物质或有特殊要求的车间隔开,应尽量布置在生产劳动者相对集中、自然采光和通风良好的地方。

1）休息室:应根据生产特点和实际需要设置休息室或休息区。休息室内应设置清洁饮水设施;女工较多的企业,应在车间附近清洁安静处设置孕妇休息室或休息区。

2）就餐场所:就餐场所的位置不宜距车间过远,但不能与存在职业性有害因素的工作场所相邻设置,应根据就餐人数设置足够数量的洗手设施。就餐场所及所提供的食品应符合相关的卫生要求。

3）厕所:厕所不宜距工作地点过远,应有排臭、防蝇措施。车间内的厕所,一般为水冲式,同时应设洗手池、洗污池。寒冷地区宜设在室内。除有特殊需要,厕所的蹲位数应按使用人数设计。

男女厕所蹲位数应根据《工业企业设计卫生标准》"7.3.4.1　男厕所:劳动定员男职工人数100人的工作场所每增50人增设1个蹲位。小便器的数量与蹲位的数量相同"及"7.3.4.2　女厕所:劳动定员女职工人数100人的工作场所,每增30人,增设1个蹲位"的要求配置。

（3）妇女卫生室设置要求:妇女卫生室由等候间和处理间组成。等候间应设洗手设备及洗涤池。处理间内应设温水箱及冲洗器。冲洗器的数量应根据人数设计计算确定(表2-4-5)。

表2-4-5　妇女卫生室的冲洗器设计数量

人数最多班组女工数量	设置要求	其他要求
40～100 人	—	可设置简易的温水箱及冲洗器
100～200 人	应设妇女卫生室	应设 1 个冲洗器
＞200 人		每增加 200 人增设 1 个冲洗器

(三)帮扶目标

辅助卫生用室是职业病防治环节的重要组成部分,用人单位应完成以下事项。

(1)合理划分车间卫生特征分级。

(2)规范设置车间卫生用室、生活用室和妇女卫生室。

(四)常用帮扶知识点

车间卫生按照有毒物质、粉尘、其他等特征分为 4 级,车间卫生特征分级见表 2-4-6。

表2-4-6　车间卫生特征分级

卫生特征	有毒物质	粉尘	其他
1 级	易经皮肤吸收引起中毒的剧毒物质(如有机磷农药、三硝基甲苯、四乙基铅等)		处理传染性材料、动物原料(如皮毛等)
2 级	易经皮肤吸收或有恶臭的物质,或高毒物质(如丙烯腈、吡啶、苯酚等)	严重污染全身或对皮肤有刺激的粉尘(如碳黑、玻璃棉等)	高温作业、井下作业
3 级	其他毒物	一般粉尘(棉尘)	体力劳动强度Ⅲ级或Ⅳ级
4 级	不接触有害物质或粉尘,不污染或轻度污染身体(如仪表、金属冷加工、机械加工等)		

注:①改自《工业企业设计卫生标准》(GBZ 1-2010)中表 9。②体力劳动强度分级见《工业场所有害因素职业接触限值第 2 部分:物理因素》(GBZ 2.2-2007),其中Ⅰ级代表轻劳动,Ⅱ级代表中等劳动,Ⅲ级代表重劳动,Ⅳ级代表极重劳动。③虽易经皮肤吸收,但易挥发的有毒物质(如苯等)可按 3 级确定。

第五节　中小微型企业职业病危害因素检测与评价帮扶实施要点

中小微型企业职业病危害因素日常监测、检测和评价帮扶是指导用人单位梳理职业病危害因素日常监测、检测和评价的管理流程,对企业职业病危害因素检测或监测内容、评价内容以及报告中提出的建议等进行辅导,让企业更好地了解职业病危害因素存在的特点,采取有效的预防控制措施。

一、职业病危害定期检测与评价、现状评价

（一）帮扶依据

《职业病防治法》《工作场所职业卫生管理规定》《使用有毒物品作业场所劳动保护条例》规定，用人单位应当按照国务院卫生行政部门的规定，定期对工作场所进行职业病危害因素检测、评价。检测、评价结果存入用人单位职业卫生档案，定期向所在地卫生行政部门报告并向劳动者公布（有关向劳动者公布检测结果内容的帮扶实施要点见本章第八节）。

（二）帮扶实施

1. 查摆问题

（1）检查内容：用人单位年度职业病危害因素检测、现状评价的开展情况。

（2）检查方法：查阅年度职业病危害因素检测报告，核对是否覆盖所有产生职业病危害因素的工作场所和所有职业病危害因素。查看发生职业病危害事故的情况以及是否按要求开展职业病危害现状评价，重点检查职业病危害严重且未开展过职业卫生"三同时"工作的用人单位，在国家安全生产监督管理总局令第 47 号《工作场所职业卫生监督管理规定》颁布后是否开展现状评价。

2. 帮扶标准

（1）检测周期和范围：职业病危害严重的用人单位，应当委托具有相应资质的职业卫生技术服务机构，每年至少进行一次职业病危害因素检测。职业病危害一般的用人单位，应当委托具有相应资质的职业卫生技术服务机构，每 3 年至少进行一次职业病危害因素检测。职业病危害严重的用人单位，应当委托具有相应资质的职业卫生技术服务机构，每 3 年至少进行一次职业病危害现状评价。

定期检测范围应满足《国家安全监管总局办公厅关于印发用人单位职业病危害因素定期检测管理规范的通知》的要求，定期检测范围应当包含用人单位产生职业病危害的全部工作场所，用人单位不得要求职业卫生技术服务机构仅对部分职业病危害因素或部分工作场所进行指定检测。

存在职业病危害的用人单位发生职业病危害事故或国家卫生健康委规定的其他情形的，应当及时委托具有相应资质的职业卫生技术服务机构进行职业病危害现状评价。评价结果应当存入本单位职业卫生档案，并将卫生健康主管部门报告向劳动者公布。

（2）注意事项：用人单位与职业卫生技术服务机构签订委托协议后，应将其生产工艺流程、产生职业病危害的原辅材料和设备、职业病防护设施、劳动工作制度等与检测有关的情况告知职业卫生技术服务机构。职业卫生技术服务机构在进行现场采样检测时，用人单位应当保证生产过程处于正常状态，不得故意减少生产负荷或停产、停机。用人单位因故需要停产、停机或减负运行的，应当及时通知技术服务机构变更现场采样和检测计划。用人单位应当对技术服务机构现场采样检测过程进行拍照或摄像留证，应符合《国家安全监管总局办公厅关于印发用人单位职业病危害因素定期检测管理规范的通知》的要求。

（3）定期检测结果公示：应按照《工作场所职业卫生管理规定》、《国家安全监管总局办公厅关于印发用人单位职业病危害因素定期检测管理规范的通知》的要求通过公告栏向劳动者公示工作场所职业病危害因素检测结果和相应的防护措施。

（三）帮扶目标

用人单位应知悉职业病危害因素日常监测、检测和评价的管理流程，了解职业病危害因素存在的特点。用人单位应完成以下事项。

（1）按照法律、法规要求定期开展职业病危害定期检测。

（2）按照法律、法规要求定期开展职业病危害现状评价（包含发生职业病危害事故的现状评价）。

（3）通过公告栏向劳动者公示工作场所职业病危害因素检测结果和相应的防护措施。

（4）完善职业病危害因素监测与检测评价档案（见下文"帮扶示例"）。

（四）帮扶示例

职业病危害因素监测与检测评价档案示例

档案编号：

职业病危害因素监测与检测评价档案（示例）

用人单位：＿＿＿＿＿＿＿＿＿＿

职业卫生管理负责人：＿＿＿＿＿＿

联系电话：＿＿＿＿＿＿＿＿＿＿

电子邮箱：＿＿＿＿＿＿＿＿＿＿

目录

1. 生产工艺流程
2. 职业病危害因素检测点分布示意图
3. 可能产生职业病危害设备、材料（化学品）一览表（表5-1）
（附：化学品安全中文说明书、标签、标识及产品检验报告等）
4. 接触职业病危害因素汇总表（表5-2）
5. 职业病危害因素日常监测季报汇总表（表5-3）
6. 职业卫生技术服务机构资质证书
7. 职业病危害因素检测评价合同书
8. 职业病危害检测与评价报告书
9. 职业病危害因素检测与评价结果报告

表5-1　可能产生职业病危害设备、材料(化学品)一览表

设备、材料、化学品名称	可能产生的职业病危害因素名称	使用车间和岗位	生产、供货单位
设备			
材料			
化学品			

编制:　　　　　审核(签字):　　　　　　　　　　编制日期:　　年　　月　　日

说明:化学品毒性资料及预防策略附后。

表5-2　接触职业病危害因素汇总表

序号	岗位	职业病危害因素名称	危害来源	接触方式(定点/巡检)	接触职业病危害		工程防护设施	职业病防护用品
					总人数	女工数		

编制:　　　　审核(签名):　　　　　　　　　　　编制日期:　　年　　月　　日

表5-3　职业病危害因素日常监测季报汇总表

车间	职业病危害因素名称	监测周期	监测点数	监测结果范围	合格率(%)	职业接触限值	监测人员

续　表

车间	职业病危害因素名称	监测周期	监测点数	监测结果范围	合格率（％）	职业接触限值	监测人员

编制：　　　审核（签名）：　　　　　　　　　　编制日期：　　年　　月　　日

职业病危害因素检测与评价结果报告

_____：

我单位委托_____机构（已取得相应资质的职业卫生技术服务机构名称），于_____年_____月_____日对我单位工作场所进行了职业病危害因素的检测与评价，现将结果上报（见检测评价报告书）。

对工作场所职业病危害因素不符合国家职业卫生标准和卫生要求的岗位，我单位已采取相应的治理措施（应详细列举具体措施），治理后的效果我单位将委托_____机构重新检测评价后上报。

附件：检测评价报告书

单位（盖章）
年　　月　　日

二、职业病危害治理措施

（一）帮扶依据

《职业病防治法》《工作场所职业卫生管理规定》《使用有毒物品作业场所劳动保护条例》规定，发现工作场所职业病危害因素不符合国家职业卫生标准和卫生要求时，用人单位应当立即采取相应治理措施，仍然达不到国家职业卫生标准和卫生要求的，必须停止存在职业病危害因素的作业；职业病危害因素经治理后，符合国家职业卫生标准和卫生要求的，方可重新作业。

（二）帮扶实施

1. 查摆问题

（1）检查内容：职业病危害因素超标场所及整改情况。

（2）检查方法：查阅日常监测或者定期检测、现状评价，定期检测、现状评价中职业病危害因素超标场所或者报告中整改性建议是否采纳并改进，是否形成整改说明（不限于整改方案、整改实施方案等），是否立即采取相应治理措施，确保其符合职业卫生环境和条件的要求。

2. 帮扶标准　根据《工业企业设计卫生标准》，职业病危害的预防控制对策包括对职业病危害发生源、传播途径、接触者3个方面的控制。发生源的控制原则及优先措施是：替代、改变工艺、密闭、隔离、湿式作业、局部通风及维护管理；传播途径的控制对策及优先措施是：清理、全面通风、密闭、自动化远距离操作、监测及维护管理；接触者的控制原则及优先措施是：培训教育、劳动组织管理、个体医学监护、配备个人防护用品以及维护管理等。

（三）帮扶目标

用人单位应落实日常监测或者定期检测、现状评价中职业病危害因素超标场所整改与治理。

（四）常用帮扶知识点

1. 生产性粉尘的预防控制措施

生产性粉尘的治理可以采用"革、水、密、风、护、管、教、查"八字方针进行综合防尘和降尘。

（1）革：工艺改革和技术革新，对原辅料或生产工艺进行改造，如矽尘可以通过减少原料中的含硅量或者使用不含硅的材料替代；如生产机械化、连续化、自动化，以减少尘源的接触；优化作业条件，减轻工人体力劳动。

（2）水：采用湿式作业，防止粉尘逸散、飞扬，降低环境中粉尘的浓度。

（3）密：通过密闭隔离方式将粉尘发生源进行隔离，通常采用密闭罩等防控设施，也有通过水幕、气幕的方式将尘源进行隔离。

（4）风：通过通风的方式将作业场所的粉尘有效捕集，并通过除尘器进行处理净化，最常用的是局部排风系统。

（5）护：在"革、水、密、风"的基础上，主要通过个人防护进行补充防尘，如使用防尘口罩、防尘服等。

（6）管：加强职业卫生方面的防尘管理，定期对生产设备及防护设施检修、维护、管理，确保设备良好、高效运行。

（7）教：加强防尘工作的宣传教育。

（8）查：定期检查车间工作场所粉尘浓度；检查各项制度的执行情况和防护设施的使用、维护情况；定期对接害人员进行职业健康监护体检等。

2. 生产性毒物的预防控制措施

生产性毒物的治理主要通过工艺改革、工业通风和个人防护等方式进行。在工艺改革、工业通风效果不理想，或因为实际原因，如紧急检修、抢救等情况下，可以考虑采用职业病防护用品进行防护。

（1）工艺改革：采用革新技术，改革生产工艺，以无毒或低毒的物质代替有毒或剧毒的物质，从而达到在源头上控制化学毒物。

（2）工业通风：工业通风的任务是利用专门的技术手段，合理地组织气流，控制或完全消除作业过程中产生的粉尘、有害气体、高温和余湿,向车间内送入新鲜的或经专门处理的清洁空气。按照通风系统的功能工作动力,可分为自然通风和机械通风;按照通风作业范围,工作通风分为全面通风、局部通风等。

1) 全面通风:全面通风是在车间内全面地进行通风换气,用新鲜空气稀释车间内污染物,使工作场所空气中有害物质的浓度不超过职业卫生标准规定的短时间接触容许浓度或最高容许浓度。全面通风适用于有害物扩散不能控制在一定的范围,或污染源不固定的场合。送风口应接近工人操作点,设在有害气体或蒸汽浓度较低的区域,而排气口应设置在有害气体或蒸汽的发生源或其浓度较高的区域。

2) 局部通风:局部通风是在车间工作带某局部范围建立良好空气环境,或在有害物扩散前将其从产生源抽出、排除,局部通风可以是局部送风或局部排风,局部通风所需的投资比全面通风小。局部排风系统由局部排风罩(排风柜)、通风管道、通风机、过滤或吸附有害物质的净化设备等组成。局部排风罩是局部排风系统中的关键装置,排风罩应尽可能靠近有害物质发生源,应将有害物质发生源尽可能密闭;排风罩的吸气方向应尽可能与有害物质逸出的方向一致;排风罩的布置应使污染空气不致流经工人的呼吸带;排风装置应设在不受室外进入气流的干扰处;排风罩与离罩口最远的有害物质散发点应保持一定的控制风速,控制风速限值须满足《局部排风设施控制风速检测与评估技术规范》标准限值要求。对有腐蚀性的酸碱性气体,排风罩应耐腐蚀;排风罩的设置不应妨碍工人的操作并保证有足够的照度。

(3) 职业病防护用品:在生产作业过程中,与化学毒物有关的职业病防护用品主要包括防护服、防护手套、护目镜、呼吸防护器和皮肤防护用品等。

3. 高温作业的预防控制措施

高温作业的预防控制措施是包括工程技术措施、劳动组织措施和卫生保障措施在内的综合防治措施,从工程技术措施的4个方面考虑,即改进工艺过程和合理设置热源,尽可能使生产过程机械化和自动化;加强隔热措施;采用通风降温措施;采用职业病防护用品。

(1) 技术措施:可以采用局部或全面机械通风或送入冷空气来降低作业环境温度;或在高温作业厂房修建隔离操作室,向室内送冷空气或安装空调;进行工艺改革,实现自动化操作;或按照岗位实际情况配备隔热服、空调服。

(2) 管理措施:可以通过宣传防中暑的知识,或轮换作业,缩短高温作业时间,合理安排工作时间,避开最高气温。夏季供给高温作业工人含盐饮料和其他饮料(如绿豆汤等)。在高温季节对高温作业岗位进行检测,并对高温作业岗位的工人进行高温体检。

4. 噪声作业的预防控制措施

噪声危害防护措施可以从控制噪声源、控制噪声的传播、职业病防护用品以及管理方面进行控制。

(1) 控制噪声源:可以根据噪声的来源(机械性噪声、空气动力性噪声、电磁性噪声)采取适当的措施,控制或消除噪声源,采用无声或低声设备替代发出高强度噪声的设备。

(2) 控制噪声的传播:采用吸声材料(玻璃棉、矿渣棉、棉絮等)装饰在车间的内表面,如墙壁或房顶,或在工作场所内悬挂吸声体,使噪声强度降低。可以在设备与地面、墙壁连接处设隔振或减振装置;或使用建筑隔断将噪声源进行建筑密闭;也可以进行工艺改革,进行自动化作业。

（3）职业病防护用品：对于不能进行噪声源替换或者噪声传播路径控制的生产场所，或在特殊高噪声条件下的工作，可以给作业人员配备耳塞或耳罩等职业病防护用品。

（4）管理措施：减少工人接触噪声的时间，或增加工间休息；定期对接触噪声的人员进行职业健康体检，对噪声岗位进行噪声检测；加强对噪声作业工人职业病防护用品佩戴的管理。

5. 非电离辐射的预防控制措施

非电离辐射是指量子能量较低、不足以引起生物体电离的电磁辐射，如紫外线、红外线、射频及来源于可见光的激光等。一般的治理措施为场源屏蔽、远距离操作职业病防护用品等。

（1）场源屏蔽：将辐射源的电磁能量限制在一定的空间内，阻止其传播扩散。通常使用铜、铝等金属屏蔽材料，利用金属的吸收和反射作用，使操作地点的电磁场强度降低。屏蔽罩应有良好的接地，避免产生二次辐射源。

（2）远距离操作：在屏蔽难以开展时，可以对工艺进行改进，采用自动或半自动的远距离操作。

（3）职业病防护用品：在场源屏蔽难以实行或难以远距离操作时，需要穿戴专用的防护服、眼镜、防护帽等进行个体防护。

6. 电离辐射的预防控制措施

电离辐射是一切能引起物质电离的辐射总称，高速带电粒子有 α 粒子、β 粒子、质子，不带电粒子有中子、X 线、γ 射线。电离辐射一般的治理措施可以有时间防护、距离防护、屏蔽防护等。

（1）时间防护：人体受照累计剂量的大小与受照时间成正比。接触射线时间越长，放射危害越大。尽量减少从事放射工作时间，以达到减少受照剂量的目的。

（2）距离防护：辐射剂量率与距离放射源距离的平方成反比，与放射源的距离越大，所受的剂量率越小，在工作中尽量远离放射源。

（3）屏蔽防护：在作业人员与放射源之间设置防护屏障，射线在穿过原子序数大的物质时会被吸收很多，到达作业人员身体部分的辐射剂量就减小很多。通常采用铅、水泥等材料进行屏蔽。

第六节　中小微型企业职业病防护设施和职业病防护用品帮扶实施要点

职业病防护设施和职业病防护用品帮扶，是指协助用人单位配备合理的职业病防护设施，配发有效的职业病防护用品，使职业病防护设施正常运行和职业病防护用品管理更加规范。

一、职业病防护设施

（一）帮扶依据

《职业病防治法》《工作场所职业卫生管理规定》《使用有毒物品作业场所劳动保护条

例》《建设项目职业病防护设施"三同时"监督管理办法》规定:用人单位必须采用有效的职业病防护设施,对职业病防护设备应当进行经常性的维护、检修,定期检测其性能和效果,确保其处于正常状态,不得擅自拆除或者停止使用。

(二) 帮扶实施

1. 查摆问题

(1) 检查内容:用人单位职业病防护设施配备和管理情况。

(2) 检查方法:查阅职业病防护设施管理台账,查看用人单位职业病防护设施是否配备齐全。重点检查矽尘、石棉粉尘、高毒或放射性以及职业病危害因素超标的工作场所防护设施配备情况。查阅防护设施设计方案、检测报告、职业病防护设施维护和检修记录,并现场检查设施运行管理情况,职业病防护设施是否有效,是否定期进行检维修。

2. 帮扶标准

(1) 职业病防护设施配备:职业病防护设施是指消除或者降低工作场所职业病危害因素的浓度或强度,预防和减少职业病危害因素对劳动者健康的损害或者影响,保护劳动者健康的设备、设施、装置、构(建)筑物等的总称。

按照《工业企业设计卫生标准》《工作场所防止职业中毒卫生工程防护措施规范》《排风罩的分类及技术条件》等规定,检查粉尘、毒物、物理因素(噪声、高温、非电离辐射、电离辐射)、生物因素等危害因素的防护设施设置情况。

(2) 职业病防护设施的使用管理

1) 用人单位应当建立职业病防护设施管理责任制且采取的管理措施:设置防护设施管理机构或者组织,配备专(兼)职防护设备管理员,制定并实施职业病防护设施管理规章制度,制定定期对职业病防护设施的运行和防护效果进行检查的制度。

2) 用人单位对职业病防护设施建立防护设施技术档案的内容:职业病防护设施的技术文件(技术方案、技术图纸、各种技术参数等),职业病防护设施检测、评价和鉴定资料,职业病防护设施的规程和管理制度,使用、检查和日常维修保养记录,职业卫生技术服务机构评价报告等。

用人单位应当对各种职业病防护设施按照"谁主管、谁负责"的原则,各门、装置(专业)要实行定人员、定岗位、定监管责任。用人单位应当对职业病防护设施进行定期或不定期检查、维修、保养,保证防护设施正常运转。

用人单位不得擅自拆除或停用职业病防护设施,如因检修需要拆除的,应当采取临时防护措施,并向劳动者配发职业病防护用品,检修后及时恢复原状。经工艺改革已消除了职业病危害因素而需拆除防护设施的,应当经所在地同级卫生行政部门确认,并在职业病防治档案中做好记录。

(三) 帮扶目标

职业病防护设施是职业病危害控制的关键环节,用人单位应完成以下事项。

(1) 设置有效的职业病防护设施。

(2) 建立健全职业病防护设施台账(职业病防护设施一览表)(见第二章第一节)。

（3）完善职业病防护设施检修、维护措施，并做好记录（见第二章第一节）。

（4）工作场所职业病危害因素浓度或强度超标的岗位落实整改与治理，并编制整改方案。

（四）常用帮扶知识点

1. 防尘、防毒设施

防尘、防毒设施通常由排风罩、风道（管）、风机及净化（或除尘）器等组成。

（1）排风罩（或吸尘罩）：排风罩是防尘、防毒设施的主要环节，常见的吸尘罩有密闭式吸尘罩、侧吸罩及下吸罩。排风罩设计原则：尽量将毒（或尘）源予以密闭，当密闭困难时，应设置外部排风罩，并尽可能将罩口接近毒（或尘）源。排风罩应遵循类型适宜、安装位置正确、风量适中、强度足够、检修方便等设计原则。应根据毒（或尘）源特性和操作条件选择合适的罩型。为了有效控制毒（或尘）逸散，并避免吸走过多粉料，应合理确定罩口位置、风速和排风量，并使罩内气流均匀。风罩应便于操作和检修，坚固耐用。不得任意损坏、拆除已安装的排风罩，如有破损应及时修复。

（2）风道（管）：风道（管）是防尘设施的重要组成部分，是用来输送吸入的含尘毒空气的，应满足的条件：不能向外露气，风道（管）中要有一定的风速，风道（管）不能堵塞。

（3）风机：风机是防尘设施基本动力，它推（或吸）着空气定向运动，以满足防尘的需要，风机通常分为轴流式、离心式两种。一般情况下，轴流式风机的特点是风量大、风压低；而离心式风机能产生较高的风压，适用阻力较大的通风系统。

（4）净化（或除尘）器：除尘器的形式较多，可分为干式和湿式两类：干式的有旋风除尘器、袋式除尘器、静电除尘器及重力沉降室等；湿式的有自激水除尘器、水膜旋风除尘器及文氏管除尘器等。一般干式除尘器捕集的粉尘便于处理，但湿式除尘器的除尘效率较高。由于化学毒物种类较多，不同理化特性的化学毒物应选用的净化设施也不尽相同。

2. 噪声防护设施

见表 2 - 6 - 1。

表 2 - 6 - 1　噪声防护设施

措施分类	降噪原理	应用范围
吸声	利用吸声材料或结构，降低厂房、室内反射声	车间内噪声设备多且分散
隔声	利用隔声结构，将噪声源和接收点隔开，常用的有隔声罩、隔声间和声屏障	车间人多噪声设备少用隔声罩，反之用隔声间，二者均不行用声屏障
消声	利用阻性、抗性、节流减压等原理消减气流噪声	气动设备的空气动力性噪声，各类放空排气噪声
隔振	把振动设备与地板的刚性接触改为弹性接触，隔绝固体声传播，如隔振器	设备振动厉害，固体声传播远
减振（阻尼）	利用耐摩擦、耗能大的阻尼材料涂抹在振动构件表面，减少振动	机械设备外壳，管道振动噪声严重

3. 隔热降温防护设施

高温、强热辐射作业,应根据工艺、供水和室内微小气候等条件采用有效的隔热措施,如水幕、隔热水箱或隔热屏等。当高温作业时间较长,工作地点的热环境参数达不到卫生要求时,应采取通风降温措施。

4. 非电离辐射防护设施

对于在生产过程中有可能产生非电离辐射的设备,一般采取有效的屏蔽、接地、吸收等工程技术措施及自动化或半自动化远距离操作,如预期不能屏蔽的应设计反射性隔离或吸收性隔离措施,使劳动者非电离辐射作业的接触水平符合 GBZ 2.2 的要求。

5. 电离辐射防护设施

电离辐射防护设施采用屏蔽防护,是指在作业人员与放射源之间设置防护屏障,射线在穿过原子序数大的物质时会被吸收很多,到达作业人员身体部分的辐射剂量就小很多。通常采用铅、水泥等材料进行屏蔽。电离辐射防护应按 GB 18871 及国家相关标准执行。

二、职业病防护用品

(一)帮扶依据

《职业病防治法》《工作场所职业卫生管理规定》《使用有毒物品作业场所劳动保护条例》规定,用人单位应当为劳动者提供符合国家职业卫生标准的职业病防护用品,并督促、指导劳动者按照使用规则正确佩戴、使用,不得以发放钱物替代发放职业病防护用品。用人单位应当对职业病防护用品进行经常性维护、保养,确保职业病防护用品有效,不得使用不符合国家职业卫生标准或已经失效的职业病防护用品。

(二)帮扶实施

1. 查摆问题

(1)检查内容:职业病防护用品配备和佩戴情况。

(2)检查方法:查阅职业病防护用品的采购合同和计划,查阅发放登记账目、个人职业病防护用品领取记录,查阅职业病防护用品的培训记录,结合现场检查的情况,根据工作场所职业病危害因素的种类、危害程度、对人体的影响途径以及现场生产条件、职业病危害因素的接触水平以及个人的生理和健康状况等特点,查看被帮扶企业是否为劳动者配备适宜的符合国家或行业标准的个人职业病防护用品。

2. 帮扶标准 职业病防护用品的选择,采购、发放、培训及使用,维护、更换及报废可按照《用人单位劳动防护用品管理规范》进行规范管理。

(1)职业病防护用品的选择

1)职业病防护用品的种类:职业病防护用品的选择需要确认可能产生的危险、有害因素,对人体是否造成伤害及危险程度,根据工程措施的防护水平选择相应的防护用品对可能造成伤害的部位进行防护。职业病防护用品的种类可以分为以下 10 大类:①防御物理、化学和生物危险、有害因素对头部伤害的头部防护用品。②防御缺氧和污染物进入呼吸道的呼吸防护用品。③防御物理和化学危险、有害因素对眼面部伤害的眼面部防护用品。

④防噪声危害及防水、防寒等的耳部防护用品。⑤防御物理、化学和生物危险、有害因素对手部伤害的手部防护用品。⑥防御物理和化学危险、有害因素对足部伤害的足部防护用品。⑦防御物理、化学和生物危险、有害因素对躯干伤害的躯干防护用品。⑧防御物理、化学和生物危险、有害因素损伤皮肤或引起皮肤疾病的护肤用品。⑨防止高处作业劳动者坠落或者高处落物伤害的坠落防护用品。⑩其他防御危险、有害因素的职业病防护用品。

2）职业病防护用品的选择原则及程序：在选择职业病防护用品时，须结合劳动者作业方式和工作条件，并考虑其个人特点及劳动强度，选择防护功能和效果适用的职业病防护用品。应该遵循以下原则：①同一工作地点存在不同种类危险、有害因素的，应当为劳动者同时提供防御各类危害的职业病防护用品。需要同时配备的职业病防护用品，还应考虑其可兼容性。②劳动者在不同地点工作，并接触不同的危险、有害因素，或接触不同的危害程度的有害因素，为其选配的职业病防护用品应满足不同工作地点的防护需求。③职业病防护用品的选择还应当考虑其佩戴的合适性和基本舒适性，根据个人特点和需求选择适合型号、式样。④用人单位应当在可能发生急性职业损伤的有毒、有害工作场所配备应急职业病防护用品，放置于现场邻近位置并有醒目标识。⑤用人单位应当为巡检等流动性作业的劳动者配备随身携带的个人应急防护用品。

3）职业病防护用品的配备

A. 尘毒作业职业病防护用品的配备：接触粉尘、有毒、有害物质的劳动者应当根据不同粉尘种类、粉尘浓度及游离二氧化硅含量和毒物的种类及浓度，配备相应的呼吸器、防护服、防护手套和防护鞋等。具体可参照《呼吸防护　自吸过滤式防颗粒物呼吸器》《呼吸防护用品的选择、使用及维护》《防护服装　化学防护服的选择、使用和维护》《手部防护　防护手套的选择、使用和维护指南》和《个体防护装备　足部防护鞋（靴）的选择、使用和维护指南》等。

B. 噪声作业职业病防护用品的配备：接触噪声的劳动者，当暴露于 $80\ dB \leqslant L_{EX,8h} < 85\ dB$ 的工作场所时，用人单位应当根据劳动者需求为其配备适用的护听器；当暴露于 $L_{EX,8h} \geqslant 85\ dB$ 的工作场所时，用人单位必须为劳动者配备适用的护听器，并指导劳动者正确佩戴和使用，具体可参照《护听器的选择指南》。

C. 电离辐射作业职业病防护用品的配备：工作场所中存在电离辐射危害的，经危害评价确认劳动者需佩戴职业病防护用品的，用人单位可参照电离辐射的相关标准及《个体防护装备配备规范　第1部分：总则》，为劳动者配备职业病防护用品，并指导劳动者正确佩戴和使用。

D. 其他作业职业病防护用品的配备：从事存在物体坠落、碎屑飞溅、转动机械和锋利器具等危险的作业的劳动者，用人单位还可参照《个体防护装备配备规范　第1部分：总则》《头部防护　安全帽选用规范》《坠落防护装备安全使用规范》等标准，为劳动者配备适用的职业病防护用品。

（2）职业病防护用品的采购、发放、培训及使用：用人单位应当根据劳动者工作场所中存在的危险、有害因素种类及危害程度、劳动环境条件、职业病防护用品有效使用时间，制定适合的职业病防护用品配备标准。

用人单位应当根据职业病防护用品配备标准制定采购计划,购买符合标准的合格产品。查验并保存职业病防护用品检验报告等质量证明文件的原件或复印件。按照制定的配备标准发放职业病防护用品,并做好登记。

用人单位应当对劳动者进行职业病防护用品的使用、维护等专业知识的培训。用人单位应当督促劳动者在使用职业病防护用品前,对职业病防护用品进行检查,确保外观完好、部件齐全、功能正常。定期对职业病防护用品的使用情况进行检查,确保劳动者正确使用。

(3)职业病防护用品的维护、更换及报废:职业病防护用品应当按照要求妥善保存,及时更换,保证其在有效期内。

用人单位应当对应急职业病防护用品进行经常性的维护、检修,定期检测职业病防护用品的性能和效果,保证其完好有效。应当按照职业病防护用品发放周期定期发放,对工作过程中损坏的,用人单位应及时更换。安全帽、呼吸器、绝缘手套等安全性能要求高、易损耗的职业病防护用品,应当按照有效防护功能最低指标和有效使用期,到期强制报废。

(三)帮扶目标

对于在生产场所作业接害的劳动者,佩戴个人职业病防护用品至关重要。职业病防护用品在预防职业危害的综合措施中,属于第一级预防的部分,当劳动条件尚不能从设备上改善时,职业病防护用品的使用还是主要的防护手段。用人单位应完成以下目标。

(1)为劳动者提供符合国家职业卫生标准的职业病防护用品。

(2)督促、指导劳动者按照使用规则,正确佩戴、使用职业病防护用品。

(3)对职业病防护用品进行经常性的维护、保养,确保防护用品有效。

(4)组织劳动者开展职业病防护用品知识的培训。

(四)帮扶示例

1. 呼吸器的选用

见表2-6-2。

表2-6-2　呼吸器的选用

危害因素	分类	要求
气溶胶(粉尘、烟、雾等)	一般粉尘,如煤尘、水泥尘、木粉尘、云母尘、滑石尘及其他粉尘	过滤效率至少满足《呼吸防护　自吸过滤式防颗粒物呼吸器》(GB 2626-2019)规定的KN90级别的防颗粒物呼吸器
	石棉	可更换式防颗粒物半面罩或全面罩,过滤效率至少满足GB 2626规定的KN95级别的防颗粒物呼吸器
	矽尘、金属粉尘(如铅尘、镉尘)、砷尘、烟(如焊接烟、铸造烟)	过滤效率至少满足GB 2626规定的KN95级别的防颗粒物呼吸器
	放射性颗粒物	过滤效率至少满足GB 2626规定的KN100级别的防颗粒物呼吸器
	致癌性油性颗粒物(如焦炉烟、沥青烟等)	过滤效率至少满足GB 2626规定的KP95级别的防颗粒物呼吸器

危害因素	分类	要求
化学物质	窒息气体	隔绝式正压呼吸器
	无机气体、有机蒸汽	防毒面具 面罩类型： 工作场所毒物浓度超标不＞10倍,使用送风或自吸过滤半面罩;工作场所毒物浓度超标不＞100倍,使用送风或自吸过滤全面罩;工作场所毒物浓度超标＞100倍,使用隔绝式或送风过滤式全面罩
	酸碱性溶液、蒸汽	防酸碱面罩、防酸碱手套、防酸碱服、防酸碱鞋

2. 护听器的选用

见表 2-6-3。

表 2-6-3　护听器的选用

危害因素	分类	要求
噪声	劳动者暴露于 80 dB≤$L_{EX,8h}$＜85 dB 的工作场所	用人单位应根据劳动者需求为其配备适用的护听器
	劳动者暴露于 $L_{EX,8h}$≥85 dB 的工作场所	用人单位应为劳动者配备适用的护听器,并指导劳动者正确佩戴和使用。劳动者暴露于工作场所 $L_{EX,8h}$ 为 85～95 dB 的,应选用护听器 SNR 为 17～34 dB 的耳塞或耳罩;劳动者暴露于工作场所 $L_{EX,8h}$≥95 dB 的,应选用护听器 SNR≥34 dB 的耳塞、耳罩或同时佩戴耳塞和耳罩,耳塞和耳罩组合使用时的声衰减值,可按二者中较高的声衰减值增加 5 dB 估算

第七节　中小微型企业生产技术、工艺、设备和材料帮扶实施要点

生产技术、工艺、设备和材料帮扶是指查看用人单位是否存在国家明令禁止使用、淘汰或有限制使用的工艺、技术、材料,设备、材料是否有警示标识和中文警示说明,与外包(外协)单位是否签订有职业健康协议,对存在的问题提出帮扶建议。

一、生产技术、工艺、设备和材料

(一) 帮扶依据

《职业病防治法》《工作场所职业卫生管理规定》《使用有毒物品作业场所劳动保护条例》规定,用人单位应当优先采用有利于防治职业病和保护劳动者健康的新技术、新工艺、新设备、新材料,逐步替代职业病危害严重的技术、工艺、设备、材料。

（二）帮扶实施

1. 查摆问题

（1）检查内容：用人单位采用的技术、工艺、设备和材料产生的职业病危害情况。

（2）检查方法：查阅《产业结构调整指导目录（2019年本）》，查看企业是否存在需要淘汰的落后生产工艺、装备及产品。查阅原材料采购计划和生产设备改造或更新计划，查阅生产工艺流程图及产生职业病危害的设备登记表、有毒有害物质清单等资料，查看企业是否隐瞒工艺、设备产生的危害，生产原辅材料的有毒有害成分是否明确，主要原材料化学安全说明书（Material Safety Data Sheet, MSDS）是否齐全，企业是否优先采用有利于防治职业病危害和保护劳动者健康的新技术、新工艺、新材料、新设备，查询原辅料是否涉及国家明令禁止的化学品，如苯等。查阅企业生产计划、技改计划和化学材料采购计划，查阅毒性鉴定资料及批准进口批文，查看企业是否涉及国内首次使用或者首次进口与职业病危害有关的化学材料，是否按规定报送毒性鉴定资料，并取得有关部门登记注册或者批准进口文件。查看企业是否有设备中文说明书及原辅材料中文说明书；查看可能产生职业病危害的化学品、放射性核素和含有放射性物质材料的产品包装是否有醒目的警示标识和中文警示说明。

2. 帮扶标准　任何单位和个人不得生产、经营、进口和使用国家明令禁止使用的可能产生职业病危害的设备和材料。按照《产业结构调整指导目录（2019年本）》《上海市产业结构调整指导目录限制和淘汰类（2020年版）》等文件，需要督促用人单位对限制类进行改造，淘汰需要淘汰的落后工艺技术、装备及产品。

首次使用或首次进口与职业病危害有关的化学材料，使用单位或进口单位按照国家规定经国务院有关部门批准后，应向国务院卫生行政部门报送该化学材料的毒性鉴定以及经有关部门登记注册或者批准进口的文件等资料。

用人单位对采用的技术、工艺、设备、材料，应当知悉其可能产生的职业病危害，并如实将所采用的技术、工艺、设备或材料的毒性及其危害告诉劳动者。用人单位不能对采用的技术、工艺、设备、材料产生的职业病危害不了解或者对该职业病危害加以隐瞒而采用。

任何单位和个人不得将产生职业病危害的作业，转移给不具备职业病防护条件的单位和个人。不具备职业病防护条件的单位和个人，不得接受产生职业病危害的作业。

任何单位和个人不得将产生职业病危害的作业，转移给不具备职业病防护条件的单位和个人。不具备职业病防护条件的单位和个人不得接受产生职业病危害的作业。

对可能产生职业病危害的设备，应提供中文说明书，并在设备的醒目位置设置警示标识和中文警示说明。可能产生职业病危害的化学品、放射性核素和含有放射性物质材料的，应提供中文说明书；产品包装应有醒目的警示标识和中文警示说明；贮存上述材料的场所应在规定的位置，设置危险物品标识或放射性物质警示标识。

（三）帮扶目标

用人单位应完成以下事项。

（1）综合评估单位的工艺、技术、装备和材料的水平（与现阶段国内同类用人单位相比，工艺、技术、装备和材料较为先进，主要考虑密闭化、机械化、自动化，低毒或无毒原料等因素），优先采用有利于预防职业病和保护劳动者健康的新技术、新工艺、新设备、新材料，逐步替代职业病危害严重的技术、工艺、设备、材料。

（2）规范设备、材料（指可能产生职业病危害的化学品、放射性核素和含有放射性物质的材料）的中文说明书、警示标识和中文警示说明的设置和管理（见第二章第七节）。

（3）协助企业对首次使用或者首次进口的与职业病危害有关的化学材料进行报送。

（四）帮扶示例

1. 甲醛中文警示说明示例

甲醛

分子式：HCHO 分子量 30.03

理化特性	常温为无色、有刺激性气味的气体，沸点为－19.5℃，能溶于水、醇、醚，水溶液称福尔马林，杀菌能力极强。15℃以下易聚合，在空气中氧化为甲酸
可能产生的危害后果	低浓度甲醛蒸汽对眼、上呼吸道黏膜有强烈刺激作用，高浓度甲醛蒸气对中枢神经系统有毒性作用，可引起中毒性肺水肿 主要症状：眼痛流泪、喉痒及胸闷、咳嗽、呼吸困难、口腔糜烂、上腹痛、吐血、眩晕、恐慌不安，步态不稳，甚至昏迷。皮肤接触可引起皮炎，有红斑、丘疹、瘙痒、组织坏死等
职业病危害防护措施	（1）使用甲醛设备应密闭，不能密闭的应加强通风排毒； （2）注意个人防护，穿戴职业病防护用品； （3）严格遵守安全操作规程
应急救治措施	（1）撤离现场，移至新鲜空气处，吸氧； （2）皮肤黏膜损伤立即用 2% 的碳酸氢钠（$NaHCO_3$）溶液或大量清水冲洗； （3）立即与医疗急救单位联系抢救

2. 甲醇中文说明书示例

甲醇安全技术说明书

第一部分 化学品及企业标识

化学品中文名称：甲醇　　　　　　　　　企业名称：×××化学试剂有限公司

地址：×××化学工业园　　　　　　　　应急电话：×××

第二部分 危险性概述

危险性类别：第 3.2 类　中闪点易燃液体

GHS 分类：易燃液体（类别 2）；急性毒性，经口（类别 3）；急性毒性，吸入（类别 3）；急性毒性，经皮（类别 3）；特异性靶器官系统毒性（一次接触）（类别 1）

图标或危害标志：

警示词　危险

危险申明

H225	高易燃液体和蒸气
H301＋H311＋H331	如果咽下，与皮肤接触或吸入是有毒的
H370	对器官造成损害

预防措施

P210	远离热源、火花、明火和热表面。禁止吸烟
P233	保持容器密闭
P240	容器和接收设备接地
P241	使用防爆的电气/通风/照明设备
P242	只能使用不产生火花的工具
P243	采取措施，防止静电放电
P260	不要吸入粉尘/烟/气体/烟雾/蒸汽/喷雾
P264	操作后彻底清洁皮肤
P270	使用本产品时不要进食、饮水或吸烟
P271	只能在室外或通风良好之处使用
P280	穿戴防护手套/眼保护罩/面部保护罩

事故响应

P301＋P310	如果吞下去了：立即呼救解毒中心或医生
P303＋P361＋P353	如果皮肤（或头发）接触：立即除去/脱掉所有沾污的衣物。用水清洗皮肤/淋浴
P304＋P340	如果吸入：将受害人移至空气新鲜处并保持呼吸舒适的姿势休息
P308＋P311	如有接触或有疑虑，呼叫解毒中心或就医
P312	如感觉不适，呼救中毒控制中心或医生
P321	具体处置（见本标签上提供的急救指导）
P330	漱口
P361＋P364	立即除去/脱掉所有沾污的衣物，清洗后方可再用
P370＋P378	在发生火灾时：用干砂、干粉或抗溶性泡沫扑灭

储存

P403＋P233	存放在通风良好的地方。保持容器密闭
P403＋P235	存放在通风良好的地方。保持低温
P405	存放处须加锁
P501	将内装物/容器送到批准的废物处理厂处理

第三部分　成分/组成信息

主要成分:纯品　　　　　　　　分子式:CH_4O

CAS No:l67－56－1　　　　　相对分子质量:32.04　　　　化学类别:醇

外观与性状:无色澄清液体,有刺激性气味。

主要用途:主要用于制甲醛、香精、染料、医药、火药、防冻剂等。

第四部分　急救措施

一般的建议:请教医生。向到现场的医生出示此安全技术说明书。

皮肤接触:脱去被污染的衣着,用流动清水冲洗。

眼睛接触:立即提起眼睑,用流动清水或生理盐水冲洗,就医。

吸入:迅速脱离现场至空气新鲜处。就医。

食入:饮足量温水,催吐,用清水或1%硫代硫酸钠溶液洗胃。就医。

第五部分　消防措施

燃烧性:易燃　　　　　闪点(℃):11　　　　　　引燃温度(℃):385

爆炸上限%(V/V):44.0　　　　　　　　　　　爆炸下限%(V/V):5.5

危险特性:易燃,其蒸气与空气可形成爆炸性混合物。遇明火、高热能引起燃烧爆炸。与氧化剂接触会猛烈反应或引起燃烧。在火场中,受热容器有爆炸危险。其蒸气比空气重,能在较低处扩散到相当远的地方,遇明火会引着回燃。

灭火方法及灭火剂:抗溶性泡沫、二氧化碳、干粉、砂土。尽可能将容器从火场移至空旷处。喷水保持火场容器冷却,直至灭火结束。处在火场中的容器若已变色或从安全泄压装置中产生声音,必须马上撤离。

第六部分　泄漏应急处理

作业人员防护措施、防护装备和应急处置程序:戴呼吸罩。避免吸入蒸气、烟雾或气体。保证充分的通风。移去所有火源。人员疏散到安全区域。谨防蒸气积累达到可爆炸的浓度。蒸气能在低洼处积聚。

环境保护措施:如能确保安金。可采取措施防止进一步的泄漏或溢出。不要让产品进入下水道。

泄露化学品的收容、清除方法及所使用的处置材料:围堵溢出,用防电真空清洁器或湿刷子将溢出物收集起来,并放置到容器中去,根据当地规定处理(见第13部分)。

第七部分　操作处置与储存

安全操作的注意事项:避免暴露:使用前需要获得专门的指导。避免接触皮肤和眼睛。避免吸入蒸气和烟雾。切勿靠近火源。严禁烟火。采取措施防止静电积聚。

安全储存的条件,包括任何不兼容性:贮存在阴凉处。使容器保持密闭,储存在干燥通风处。打开了的容器必须仔细重新封口并保持竖放位置以防止泄漏。

第八部分　接触控制与个体防护

职业接触限值：

组分	化学文摘登记号 CAS No	值	容许浓度	基　准	备注
Methanol	67-56-1	PC-TWA	25mg/m³	工作场所有害因素职业接触限值-化学有害因素	皮
		PC-STEL	50mg/m³	工作场所有害因素职业接触限值-化学有害因素	

适当的技术控制：避免与皮肤、眼睛和衣服接触。休息前和操作本品后立即洗手。

工程控制：生产过程密闭，加强通风。提供安全淋浴和洗眼设备。

呼吸系统防护：可能接触其蒸汽时，应该佩戴过滤式防毒面具（半面罩）。紧急事态抢救或撤离时，建议佩戴空气呼吸器。

眼睛防护：戴化学安全防护眼镜。

身体防护：穿防静电工作服。

手防护：戴橡胶手套。

其他防护：工作现场严禁吸烟、进食和饮水。工作毕，淋浴更衣。实行就业前和定期的体检。

第九部分　理化特性

熔点（℃）：－97.8　　　　　　　　沸点（℃）：64.8

相对密度（水＝1）：0.79　　　　　相对蒸汽密度（空气＝1）：1.11

饱和蒸汽压（kPa）：13.33（21.2℃）　　燃烧热（kJ/mol）：727.0

辛醇/水分配系数的对数值：－0.82（－0.66）

溶解性：与水混溶，可混溶于醇、醚等多数有机溶剂。

第十部分　稳定性和反应性

稳定性：稳定　　　　　　　　禁忌物：酸类、酸酐、强氧化剂、碱金属。

聚合危害：不聚合　　　　　　分解产物：一氧化碳、二氧化碳

第十一部分　毒理学信息

急性毒性：LD50　5 628 mg/kg（大鼠经口）；　LD50　15 800 mg/kg（兔经皮）；LC50　83 776mg/m³，4 小时（大鼠吸入）

亚急性和慢性毒性：大鼠吸入 50mg/m²，12 小时/天，3 个月，在 8～10 周内可见到气管、支气管黏膜损害，大脑皮质细胞营养障碍等。

致突变性：微生物致突变：啤酒酵母 12 pph，DNA 抑制：人类淋巴细胞 300 mol/L。

生殖毒性：大鼠经口最低中毒剂量（TDLo）：7 500 mg/kg（孕 7～19 天，对新生鼠行为有影响。大鼠吸入最低中毒浓度（TDL）：20 000 ppm（7 小时），（孕 1～22 天），引起肌肉、骨骼、心血管系统和泌尿系统发育异常。

第十二部分　生态学信息

该物质对环境可能有害，对水体应给予特别注意。

第十三部分　废弃处置

在装备有加力燃烧室和洗刷设备的化学焚烧炉内燃烧处理，特别在点燃的时候要注意，因为此物质是高度易燃性物质，将剩余的和不可回收的溶液交给有许可证的公司处理。

第十四部分　运输信息

联 合 国 编 号：欧洲陆运危规：1230　　国际海运危规：1230　　国际空运危规：1230

联合国运输名称：欧洲陆运危规：Methanol　国际海运危规：Methanol　国际空运危规：Methanol

运 输 危 险 类 别：欧洲陆运危规：3　　　国际海运危规：3　　　国际空运危规：3

第十五部分　法规信息

《危险化学品名录（2015 版）》

第十六部分　其他信息

参考文献：《危险化学品安全技术全书》，化学工业出版社。

二、职业病危害作业的转移

（一）帮扶依据

《职业病防治法》《工作场所职业卫生管理规定》规定，任何单位和个人不得将产生职业病危害的作业转移给不具备职业病防护条件的单位和个人。不具备职业病防护条件的单位和个人不得接受产生职业病危害的作业。

（二）帮扶实施

1. 查摆问题

（1）检查内容：职业病危害作业转移情况。

（2）检查方法：针对生产工艺流程外围环节和岗位，查阅承包和外协职业健康协议书、职业病危害告知及应当采取防护措施等内容，对外包作业现场检查，对外协单位现场检查。

2. 帮扶标准　任何单位和个人不得将产生职业病危害的作业，转移给不具备职业病防护条件的单位和个人。不具备职业病防护条件的单位和个人，不得接受产生职业病危害的作业。

（三）帮扶目标

用人单位应完成以下事项。

（1）对产生职业病危害的外包（外协）作业须签订承包和外协职业健康协议书，并监督外包（外协）单位落实职业病防护措施（见下文"帮扶示例"）。

（2）承包方或外协方落实员工劳动合同告知、职业健康监护等。

（四）帮扶示例

承包和外协职业健康协议书示例

承包和外协职业健康协议书（示例）

甲方：×××有限公司

乙方：×××有限公司

为规范职业健康管理，切实保障劳动者在劳动过程中的健康与安全，拟订本协议书。

甲方负责现场的入场职业健康教育培训，需全面督察、检查、指导。乙方负责本单位职业健康管理制度的全面贯彻。

一、管理责任目标

管理目标：发生职业病病例为0，发生职业病危害事故为0。

二、管理范围

1. 协议包含在公司从事、担当的施工作业项目，职业危害的预防和治理以及员工的安全防备和文明作业等。

2. 乙方一定依照《职业病防治法》《国家职业卫生标准管理方法》《职业健康监护管理方法》《用人单位职业健康监护监察管理方法》等文件精神，仔细贯彻履行。

3. 凡是参加公司项目的分包单位，一定签署本协议书。

4. 分包单位人员入场后，参加由甲方组织的职业健康安全防备教育，方能进行作业。

三、监察管理方法

1. 乙方建立健全职业健康监护制度，保证监护工作的落实，并建立员工职业卫生个人档案。

2. 乙方应当组织从事接触职业病危害作业的劳动者进行上岗前职业健康检查。

3. 乙方不得安排未成年人员从事接触职业病危害的作业，不得安排孕期、哺乳期女员工从事对自己和胎儿、婴儿有害的作业。

4. 乙方应当组织接触职业病危害的劳动者进行按期职业健康检查。发现职业禁忌或者因为从事职业相关健康伤害的劳动者，应当及时调离原岗位并妥善安排。

四、预防举措

1. 职业健康安全工作的目标是：安全第一，防治联合。

2. 乙方应当配备有效的职业病防护用品，由甲方供给，甲方供给使用切合国家职业卫生标准的防备用品，费用从项目结算款中扣除。

3. 甲方保证有害作业与无害作业分开，设置有效的通风装置，预防中毒，甲方供给乙方职业病防护设施，乙方应正确合理使用，并按期进行维护，做好设备的运转保护养护记录。

五、其余管理

1. 凡是在甲方作业单位现场的乙方负责人，应参加甲方组织的职业卫生管理例会。

2. 乙方因违章操作、违章指挥，给甲方造成的事故损失，均应当由乙方负责，情节特别严重的交由司法部门办理，并解除承包合同。

3. 乙方违反现场规章制度和有关条例，甲方要依法追究责任人的责任，并对乙方单位履行有关方安全管理协议核查规定。

4. 本协议一式 2 份，甲、乙两方各执 1 份。

甲方（章）　　　　　　　　　　　　　　　　乙方（章）

　　年　月　日　　　　　　　　　　　　　　　年　月　日

第八节　中小微型企业职业病危害告知帮扶实施要点

职业病危害告知帮扶是指导用人单位通过与劳动者签订劳动合同、职业卫生公告栏公示、工作场所警示标识张贴等方式，使劳动者知晓工作场所产生或存在的职业病危害因素、对健康的影响、防护措施以及健康检查结果等，预防和减少职业病危害因素对劳动者健康的损害或影响，从而保护劳动者的健康。

一、帮扶依据

《职业病防治法》《工作场所职业卫生管理规定》《使用有毒物品作业场所劳动保护条例》关于职业病危害告知的规定：用人单位与劳动者订立劳动合同（含聘用合同）时，应当将工作过程中可能产生的职业病危害及其后果、职业病防护措施和待遇等如实告知劳动者，并在劳动合同中写明，不得隐瞒或者欺骗。劳动者在已订立劳动合同期间因工作岗位或者工作内容变更，从事所订立劳动合同中未告知的、存在职业病危害的作业时，用人单位应当依照前款规定，向劳动者履行如实告知的义务，并协商变更原劳动合同相关条款。

产生职业病危害的用人单位，应当在醒目位置设置公告栏，公布有关职业病防治的规章制度、操作规程、职业病危害事故应急救援措施和工作场所职业病危害因素检测结果（见

第二章第一节)。

对产生严重职业病危害的作业岗位,应当在其醒目位置设置警示标识和中文警示说明。警示说明应当载明产生的职业病危害的种类、后果、预防以及应急救治措施等内容。

向用人单位提供可能产生职业病危害的设备的,应当提供中文说明书,并在设备的醒目位置设置警示标识和中文警示说明(帮扶实施要点见第二章第七节)。

向用人单位提供可能产生职业病危害的化学品、放射性核素和含有放射性物质材料的,应当提供中文说明书。产品包装应当有醒目的警示标识和中文警示说明。贮存上述材料的场所应当在规定的位置设置危险物品标识或放射性警示标识(帮扶实施要点见第二章第七节)。

二、帮扶步骤

1. 查摆内容

(1) 检查内容:用人单位职业病危害告知情况,包括合同告知、公告栏告知、警示标识告知、告知卡告知等。

(2) 检查方法:查阅企业与接害岗位劳动者所签订的劳动合同告知书或专项合同,查看告知内容是否全面且与实际相符,告知书是否进行签字盖章。查阅工作场所警示标识台账,现场检查公告栏,查看产生职业病危害的工作场所、设备设施所设置的警示标识、中文警示说明以及告知卡是否齐全、规范。重点检查矽尘、石棉粉尘、致癌、高毒或放射性以及职业病危害因素超标的工作场所警示标识设置情况。

2. 检查方法

(1) 合同告知:产生职业病危害的用人单位应与劳动者订立劳动合同(含聘用合同,下同)时,应当在劳动合同中写明工作过程中可能接触的职业病危害因素种类、危害程度、危害后果、提供的职业病防护设施、个人使用的职业病防护用品、职业健康检查和相关待遇等,如实书面告知劳动者(包括劳务派遣人员),不得隐瞒或欺骗。合同告知应满足《用人单位职业病危害告知与警示标识管理规范》规定的要求。

劳动者在履行劳动合同期间因工作岗位或者工作内容变更,从事所订立劳动合同中未告知的存在职业病危害的作业时,用人单位应当向劳动者履行如实告知的义务,并协商变更原劳动合同相关条款。

(2) 警示告知设置内容:存在或者产生职业病危害的工作场所、作业岗位、设备、设施,按照《工作场所职业病危害警示标识》的规定,在醒目位置设置图形、警示线、警示语句等警示标识和中文警示说明。

1) 公告栏:公告栏应设置在用人单位办公区域、工作场所入口处等方便劳动者观看。设置在办公区域的公告栏,主要公布本单位的职业卫生管理制度和操作规程等;设置在工作场所的公告栏,主要公布存在的职业病危害因素及岗位、健康危害、接触限值、应急救援措施,以及工作场所职业病危害因素检测结果、检测日期、检测机构名称等。

2) 警示标识:用人单位应在产生或存在职业病危害因素的工作场所、作业岗位、设备、材料(产品)包装、贮存场所设置相应的警示标识。警示标识应当设置在工作场所入口处及产生职业病危害的作业岗位或设备附近的醒目位置。

A. 产生粉尘的工作场所设置"注意防尘""戴防尘口罩""注意通风"等警示标识,对皮肤有刺激性或经皮肤吸收的粉尘工作场所还应设置"穿防护服""戴防护手套""戴防护眼镜",产生含有有毒物质的混合性粉(烟)尘的工作场所应设置"戴防尘毒口罩"。

B. 放射工作场所设置"当心电离辐射"等警示标识,在开放性放射性核素工作场所设置"当心裂变物质"。

C. 有毒物品工作场所设置"禁止入内""当心中毒""当心有毒气体""必须洗手""穿防护服""戴防毒面具""戴防护手套""戴防护眼镜""注意通风"等警示标识,并标明"紧急出口""救援电话"等警示标识。

D. 能引起职业性烧伤或腐蚀的化学品工作场所,设置"当心腐蚀""腐蚀性""遇湿具有腐蚀性""当心烧伤""穿防护服""戴防护手套""穿防护鞋""戴防护眼镜""戴防毒口罩"等警示标识。

E. 产生噪声的工作场所设置"噪声有害""戴护耳器"等警示标识。

F. 高温工作场所设置"当心中暑""注意高温""注意通风"等警示标识。

G. 能引起电光性眼炎的工作场所设置"当心弧光""戴防护镜"等警示标识。

H. 生物因素可能导致职业病的工作场所设置"当心感染"等警示标识。

I. 存在低温作业的工作场所设置"注意低温""当心冻伤"等警示标识。

J. 密闭空间作业场所出入口设置"密闭空间作业危险""进入需许可"等警示标识。

K. 产生手传振动的工作场所设置"振动有害""使用设备时必须戴防振手套"等警示标识。

L. 贮存可能产生职业病危害的化学品、放射性核素和含有放射性物质材料的场所,应当在入口处和存放处设置"当心中毒""当心电离辐射""非工作人员禁止入内"等警示标识。可能产生职业病危害的设备及化学品、放射性核素和含放射性物质的材料(产品)包装上,可直接粘贴、印刷或者喷涂警示标识。

M. 高毒、剧毒物品工作场所应急撤离,通道设置"紧急出口";泄险区启用时应设置"禁止入内""禁止停留"等警示标识。

N. 维护和检修装置时产生或可能产生职业病危害的,应在工作区域设置相应的职业病危害警示标识。

O. 能引起其他职业病危害的工作场所设置"注意××危害"等警示标识。

P. 现场急救用品、冲洗设备等应当设在可能发生急性职业损伤的工作场所或者邻近地点,并在醒目位置设置清晰的标识。

3) 警示线:生产、使用有毒物品工作场所应当设置黄色区域警示线,生产、使用高毒、剧毒物品工作场所应当设置红色区域警示线;开放性放射工作场所监督区设置黄色区域警示线,控制区设置红色区域警示线;室外、野外放射工作场所及室外、野外放射性核素及其贮存场所应设置相应警示线。

警示线设在生产、使用有毒物品的车间周围外缘不少于30 cm处,警示线宽度不少于10 cm。

(3) 告知卡:对产生严重职业病危害或者存在、产生高毒物品的作业岗位,应当在其醒目位置设置职业病危害告知卡。告知卡应当标明职业病危害因素名称、理化特性、健康危害、接触限值、防护措施、应急处理及急救电话、职业病危害因素检测结果及检测时间等。产生严重职业病危害的作业岗位包括:①存在矽尘或石棉粉尘的作业岗位;②存在致癌、致畸等有害物质或可能导致急性职业性中毒的作业岗位;③放射性危害作业岗位。

(4) 警示告知设置要求:警示标识、公告栏和告知卡应使用坚固耐用、不易变形变质、阻燃的材料制作,有触电危险的工作场所使用绝缘材料。尺寸大小应满足内容需要,高度应适合劳动者阅读,内容应字迹清楚、颜色醒目。警示标识设置的位置应具有良好的照明条件。井下警示标识应用反光材料制作。

用人单位多处场所涉及同一职业病危害因素的,应在各工作场所入口处设置相应的警示标识。工作场所内存在多个产生相同职业病危害因素作业岗位的,邻近的作业岗位可以共用警示标识、中文警示说明和告知卡。

公告栏、告知卡和警示标识不应设在门窗或可移动的物体上,其前面不得放置妨碍认读的障碍物。多个警示标识在一起设置时,应按禁止、警告、指令、提示类型的顺序,先左后右、先上后下排列。警示标识的规格要求等按照《工作场所职业病危害警示标识》执行,尽量与人眼的视线高度一致,悬挂式和柱式环境信息警示标识的下缘距地面的高度不宜<2 m,局部信息警示标识的设置高度视具体情况确定,警示标识的平面与视线夹角应接近90°,观察者位于最大观察距离时,最小夹角不低于75°,警示标识的观察距离与尺寸见图2-8-1。

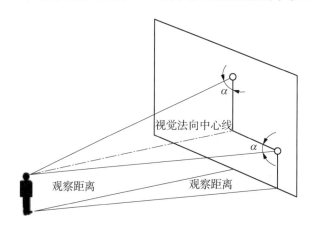

型号	观察距离	圆形标识的外直径	三角形标识外边长	正方形标识外边长	长方形附加提示标识 (长×宽)
1	0～2.5	0.070	0.088	0.063	0.126×0.063
2	～4.0	0.110	0.140	0.100	0.200×0.100
3	～6.3	0.175	0.220	0.160	0.320×0.160
4	～10.0	0.280	0.350	0.250	0.500×0.250
5	～16.0	0.450	0.560	0.400	0.800×0.400
6	～25.0	0.700	0.880	0.630	1.126×0.630
7	～40.0	1.110	1.400	1.000	2.000×1.000

注:①在特殊情况下,警示标识牌的尺寸可适当调整;②允许有±3%的误差。

图2-8-1 警示标识的观察距离与尺寸

（5）警示告知的维护更换：公告栏中公告内容发生变动后应及时更新，职业病危害因素检测结果应在收到检测报告之日起7日内更新。生产工艺发生变更时，应在工艺变更完成后7日内补充完善相应的公告内容与警示标识。

告知卡和警示标识应至少每半年检查一次，发现有破损、变形、变色、图形符号脱落、亮度老化等影响使用的问题时应及时修整或更换。用人单位应按照《国家安全监管总局办公厅关于印发职业卫生档案管理规范的通知》的要求，完善职业病危害告知与警示标识档案材料，并将其存放于本单位的职业卫生档案中。

三、帮扶目标

职业病危害告知是职业卫生管理的一项基础性工作，对于提高劳动者的自我防护意识、提升用人单位职业病防治水平具有重要作用。指导用人单位应完成以下事项（见下文"帮扶示例"）。

（1）规范劳动合同告知。

（2）规范设置职业病危害公告栏，并对其进行维护。

（3）规范设置警示线、职业病危害告知卡、职业病危害警示标识，并对其进行维护。

四、帮扶示例

1. 职业病危害告知书示例

职业病危害告知书（示例）

根据《职业病防治法》第34条规定，用人单位（甲方）在与劳动者（乙方）订立劳动合同时应告知工作过程中可能产生的职业病危害及其后果、职业病防护措施和待遇等内容：

（一）所在工作岗位、可能产生的职业病危害、后果及职业病防护措施：

所在部门及岗位名称	职业病危害因素	职业禁忌证	可能导致的职业病危害	职业病防护措施
铸造车间铸造工	粉尘	活动性肺结核病 慢性阻塞性肺病 慢性间质性肺病 伴肺功能损害的疾病	尘肺	除尘装置 防尘口罩

（二）甲方应依照《职业病防治法》《职业健康监护技术规范》的要求，做好乙方上岗前、在岗期间、离岗时的职业健康检查和应急检查。一旦发生职业病，甲方必须按照国家有关法律、法规的要求，为乙方如实提供职业病诊断、鉴定所需的劳动者职业史和职业病危害接触史、工作场所职业病危害因素检测结果等资料及相应待遇。

（三）乙方应自觉遵守甲方的职业卫生管理制度和操作规程，正确使用、维护职业病防护设施和个人职业病防护用品,积极参加职业卫生知识培训,按要求参加上岗前、在岗期间和离岗时的职业健康检查。若被检查出职业禁忌证或发现与所从事职业相关的健康损害的,必须服从甲方为保护乙方职业健康而调离原岗位并妥善安置的工作安排。

(四)当乙方工作岗位或者工作内容发生变更,从事告知书中未告知的存在职业病危害的作业时,甲方应与其协商变更告知书相关内容,重新签订职业病危害告知书。

(五)甲方未履行职业病危害告知义务,乙方有权拒绝从事存在职业病危害的作业,甲方不得因此解除与乙方所订立的劳动合同。

(六)职业病危害告知书作为甲方与乙方签订劳动合同的附件,具有同等的法律效力。

甲方(签章)　　　　　　　　　　　　乙方(签字)

　年　　月　　日　　　　　　　　　　年　　月　　日

2. 警示线示例

见表2-8-1。

表2-8-1　警示线示例

编号	名称及图形符号	位置、范围和地点
1	红色警示线	高毒物品作业场所、放射作业场所、紧邻事故危害源周边
2	黄色警示线	一般有毒物品作业场所、紧邻事故危害区域周边
3	绿色警示线	事故现场救援区域周边

3. 职业病危害告知卡示例

见表2-8-2。

表2-8-2　职业病危害告知卡(示例)

作业会产生粉尘,对人体有损害,请注意防护		
	健康危害	理化特性
电焊烟尘 Welding fume	吸入这种烟尘会引起头晕、头痛、咳嗽、胸闷气短等,长期吸入会造成肺组织纤维性病变,即焊工尘肺,且常伴随锰中毒、氟中毒和金属烟热等并发症。电焊工尘肺的发病发展缓慢,病程较长,一般发病工龄为15~25年	在温度高达3000~6000℃的电焊过程中,焊接原材料中金属元素的蒸发气体,在空气中迅速氧化、凝聚,从而形成金属及其化合物的微粒。这种烟尘含有二氧化硅、氧化锰、氟化物、臭氧、各种微量金属和氮氧化物的混合物烟尘或气溶胶,逸散在作业环境中。职业接触限值:总尘PC-TWA:4(mg/m^3)

续　表

应急处理
电焊作业中如发生不适症状或中毒现象,应立即停止工作,脱离现场到空气新鲜处,并及时送医院就医

注意防护
1. 改善作业场所的通风状况,必须有机械通风措施; 2. 加强个人防护,焊接人员必须佩戴符合职业卫生要求的防尘面罩或口罩; 3. 强化职业卫生宣传教育,自觉遵守职业卫生管理制度,做好自我保护; 4. 加强岗前、岗中职业健康体检及作业环境监测工作,提前预防和控制职业病

注意防尘

急救电话:120　　消防电话:119　　咨询电话:×××

4. 职业病危害警示标识示例

见表 2 - 8 - 3。

表 2 - 8 - 3　职业病危害警示标识(示例)

工作场所	警告标识	指令标识
粉尘工作场所	注意防尘	必须戴防尘口罩　注意通风
粉尘(对皮肤有刺激性或经皮肤吸收的)工作场所	注意防尘	必须戴防尘口罩　必须穿防护服　必须戴防护手套　必须戴防护眼镜　注意通风
噪声工作场所	噪声有害	必须戴护耳器

第九节　中小微型企业职业卫生宣传教育培训帮扶实施要点

职业卫生宣传教育培训帮扶是帮助用人单位建立健全职业健康培训管理制度,加强培训组织管理,按时接受职业健康培训,提高职业健康培训的针对性和实效性,切实提升主要负责人的法律意识、职业健康管理人员的管理水平和劳动者的防护技能,落实职业健康培训主体责任和保护劳动者的职业健康。

一、帮扶依据

《职业病防治法》《工作场所职业卫生管理规定》《使用有毒物品作业场所劳动保护条例》关于职业卫生宣传教育培训的相关规定如下。

用人单位的主要负责人和职业卫生管理人员应当接受职业卫生培训,遵守职业病防治法律、法规,依法组织本单位的职业病防治工作。

用人单位应当对劳动者进行上岗前职业卫生培训和在岗期间定期职业卫生培训,普及职业卫生知识,督促劳动者遵守职业病防治法律、法规、规章和操作规程,指导劳动者正确使用职业病防护设备和个人使用的职业病防护用品。劳动者应当学习和掌握相关的职业卫生知识,增强职业病防范意识,遵守职业病防治法律、法规、规章和操作规程,正确使用、维护职业病防护设备和个人使用的职业病防护用品,发现职业病危害事故隐患应当及时报告。劳动者不履行前款规定义务的,用人单位应当对其进行教育。

二、帮扶实施

1. 查摆问题

（1）检查内容:用人单位职业卫生宣传教育培训情况。

（2）检查方法:查阅职业卫生主要负责人和职业卫生管理人员培训证书或相关培训证明材料;查阅劳动者上岗前培训教材、资料、记录和试卷;查阅劳动者在岗期间培训教材、资料、记录和试卷。

2. 帮扶标准

用人单位职业健康培训计划和记录材料、培训组织管理、培训学时等应符合《国家卫生健康委办公厅关于进一步加强用人单位职业健康培训工作的通知》的要求。

（1）培训计划和记录材料:应明确职业健康培训工作的管理部门和管理人员,制定职业健康培训年度计划;主要负责人、职业健康管理人员和劳动者培训相关记录材料等,记录材料应包括培训时间、培训签到表、培训内容、培训合格材料,以及培训照片与视频材料等。

对用人单位主要负责人、职业卫生管理人员的职业卫生培训,应当包括下列主要内容:职业卫生相关法律、法规、规章和国家职业卫生标准;职业病危害预防和控制的基本知识;职业卫生管理相关知识;国家卫生健康委规定的其他内容。

用人单位应当对劳动者进行上岗前职业卫生培训和在岗期间的定期职业卫生培训,普及职业卫生知识,督促劳动者遵守职业病防治的法律、法规、规章、国家职业卫生标准和操作规程。用人单位应当对职业病危害严重岗位的劳动者,进行专门的职业卫生培训,经培训合格后方可上岗作业。

用人单位要根据所属行业特点和劳动者接触职业病危害因素情况,合理确定培训内容和培训时间,明确培训方式、培训考核办法和合格标准,满足不同岗位劳动者的培训需求。确保用人单位主要负责人和职业健康管理人员具备与所从事的生产经营活动相适应的职业健康知识和管理能力,劳动者具备职业病防护意识,了解职业病防治法律、法规,熟悉相关职业健康知识和职业卫生权利义务,掌握岗位操作规程,能够正确使用职业病防护设施和职业病防护用品。

(2)培训组织管理:用人单位应当组织开展劳动者上岗前和在岗期间职业卫生培训,因变更工艺、技术、设备、材料,或岗位调整导致劳动者接触职业病危害因素发生变化的,用人单位应当重新对劳动者进行上岗前职业健康培训。用人单位可以自行组织开展劳动者职业健康培训,无培训能力的用人单位也可委托职业健康培训机构组织开展。放射工作人员培训内容及学时根据《放射工作人员职业健康管理办法》等相关规定执行。对主要负责人、职业健康管理人员,用人单位可以根据本单位情况及卫生健康行政部门的要求,聘请相关专家进行培训,或参加职业健康培训机构开展的培训。用人单位应当加强对存在矽尘、石棉粉尘、高毒物品等严重职业病危害因素岗位劳动者的职业卫生培训,经培训考核合格后方可安排劳动者上岗作业。

使用劳务派遣劳动者的用人单位应当将被派遣劳动者纳入本单位职业健康培训对象统一管理。外包单位应当对劳动者进行必要的职业卫生教育和培训。接受在校学生实习的用人单位应当对实习学生进行上岗前职业卫生培训,提供必要的职业病防护用品;对实习期超过1年的实习学生进行在岗期间职业健康培训。

(3)培训学时:用人单位主要负责人、职业健康管理人员和劳动者应按时接受职业卫生培训。主要负责人和职业健康管理人员应当在任职后3个月内接受职业卫生培训,初次培训不得少于16学时,之后每年接受一次继续教育,继续教育不得少于8学时。劳动者上岗前应接受职业卫生培训,上岗前培训不得少于8学时,之后每年接受一次在岗培训,在岗培训不得少于4学时。

三、帮扶目标

用人单位应建立健全职业健康培训管理制度,落实职业健康培训主体责任,提高职业健康培训的针对性和实效性。用人单位应完成以下事项。

(1)制定职业卫生培训年度计划。

(2)制定职业卫生培训大纲,组织职业卫生宣传培训教育。

(3)完善职业卫生宣传培训档案,规范职业卫生培训记录材料。

四、帮扶示例

1. 主要负责人培训大纲示意

(1) 初次培训:见表 2-9-1。

表 2-9-1　主要负责人初次培训内容

序号	类别	培训内容	学时	要求	性质
1	形势与政策	我国职业健康形势	1	了解	必修
2		职业健康相关法律、法规、规章及主要职业卫生标准	2	掌握	
3		用人单位主要负责人职业病防治责任	2	掌握	
4	职业健康基础知识	所属行业职业病危害因素及其防护措施	1	熟悉	
5	职业健康管理知识	用人单位职业病防治机构和规章制度建设	1	熟悉	
6		用人单位职业病防治计划和实施方案制定	1	熟悉	
7		职业病危害事故应急救援	1	熟悉	
8	案例分析	常见职业病防治违法、违规案例分析	2	了解	选修
9	职业健康相关工作	健康企业建设	2	了解	
10		职业病危害专项治理	2	了解	
11		职业病危害综合风险评估	1	了解	
12		工作场所职业健康促进	1	了解	
13		工作相关疾病预防控制措施	1	了解	
14		劳动者职业健康素养、"职业健康达人"基本标准与评选	1	了解	
15		传染病预防控制措施	1	了解	
		学时要求	16		

(2) 继续教育:见表 2-9-2。

表 2-9-2　主要负责人继续教育内容

序号	培训内容	学时	要求	性质
1	职业健康相关法律、法规、规章、文件以及主要职业卫生标准解读	2	掌握	必修
2	职业病危害事故应急救援	1	熟悉	
3	健康企业建设优秀案例分析	2	了解	选修
4	职业病危害专项治理典型经验分析	2	了解	
5	常见职业病防治违法、违规案例分析	2	了解	
6	工作相关疾病预防控制措施	1	了解	
7	传染病预防控制措施	1	了解	
	学时要求	8		

2. 职业健康管理人员培训大纲示意

(1) 初次培训:见表 2-9-3。

表 2 - 9 - 3　职业健康管理人员初次培训内容

序号	类别		培训内容	学时	要求	性质
1	形势与政策		职业健康相关法律、法规、规章及主要职业卫生标准	2	掌握	必修
2	职业健康基础知识		所属行业职业病危害因素及其防护措施	1	熟悉	
3	职业健康管理知识	责任体系构建	用人单位职业病防治机构和规章制度建设	0.5	掌握	
4			用人单位职业病防治计划和实施方案制定	0.5	掌握	
5		前期预防管理	职业病危害项目申报	1	掌握	
6			建设项目职业病防护设施"三同时"制度	1	掌握	
7		劳动过程中的防护与管理	职业病危害警示和告知	0.5	掌握	
8			职业病危害因素检测	1	掌握	
9			职业病防护设施运行与维护	1	掌握	
10			职业病防护用品选用与管理	0.5	掌握	
11			职业健康培训管理	0.5	掌握	
12			职业健康档案管理	0.5	掌握	
13			职业健康监护	1	掌握	
14			职业病危害事故应急救援	1	掌握	
15			职业病危害综合风险评估	1	熟悉	
16	案例分析		常见职业病防治违法、违规案例分析	2	了解	选修
17	职业健康相关工作		健康企业建设	2	熟悉	
18			职业病危害专项治理	2	熟悉	
19			工作场所职业健康促进	1	熟悉	
20			工作相关疾病预防控制措施	1	熟悉	
21			劳动者职业健康素养、"职业健康达人"基本标准与评选	1	了解	
22			传染病预防控制措施	1	了解	
			学时要求	16		

（2）继续教育：见表 2 - 9 - 4。

表 2 - 9 - 4　职业健康管理人员继续教育内容

序号	培训内容	学时	要求	性质
1	职业健康相关法律、法规、规章、文件以及主要职业卫生标准解读	2	掌握	必修
2	所属行业职业病危害因素及其防护措施	1	熟悉	
3	职业病危害事故应急救援	1	掌握	
4	健康企业建设优秀案例分析	2	熟悉	选修
5	职业病危害专项治理典型经验分析	2	熟悉	
6	常见职业病防治违法、违规案例分析	2	熟悉	
7	职业健康促进优秀经验分析	1	熟悉	
8	工作相关疾病预防控制案例分析	1	熟悉	
9	传染病预防控制措施	1	了解	
	学时要求	8		

3. 劳动者培训大纲示意

(1) 上岗前培训:见表2-9-5。

表2-9-5 劳动者上岗前培训内容

序号	类别	培训内容	学时	要求	性质
1	法律、法规	职业健康相关法律、法规	1	了解	必修
2	管理制度	单位职业健康管理制度和操作规程	2	掌握	
3	职业病危害	职业健康基础知识、劳动者职业卫生权利与义务	1	熟悉	
4	防治基础知识	所在岗位职业病危害因素的识别、健康损害与控制*	1	掌握	
5	职业健康	职业病防护设施与职业病防护用品的使用和维护*	1	掌握	
6	管理知识	职业病危害事故应急处置知识和技能	1	掌握	
7		职业病防护用品佩戴实操*	2	掌握	选修
8	职业健康	工作相关疾病与传染病防控措施	1	了解	
9	相关工作	常见职业病防治违法、违规案例分析	1	了解	
10		劳动者职业健康素养、"职业健康达人"基本标准与评选	2	了解	
11		职业病危害综合风险评估	1	了解	
		学时要求	8		

*：要针对劳动者实际接触的职业病危害因素开展培训课程。

(2) 在岗培训:见表2-9-6。

表2-9-6 劳动者在岗培训

序号	培训内容	学时	要求	性质
1	单位职业健康管理制度和操作规程	1	掌握	必修
2	所在岗位职业病防护设施的使用与职业病防护用品的佩戴	1	掌握	
3	职业病危害事故应急处置知识和技能	1	掌握	
4	工作相关疾病与传染病防控措施	1	了解	选修
5	劳动者职业健康素养、"职业健康达人"基本标准与评选	1	了解	
	学时要求	4		

注:①用人单位可按照实际情况对培训大纲内容进行调整。②大纲中的学时为最低要求,可根据工作实际增加。③大纲中所列选修课程为推荐性课程,用人单位可根据工作实际进行增加或调整。④大纲的学习要求中,"了解"内容只要求培训对象知悉;"熟悉"内容要求培训对象有一定程度的认识;"掌握"内容要求培训对象有深入的理解,并能够熟练掌握,是培训的重点内容。⑤大纲中所列合计学时数为本类人员培训所需的最少学时数,1学时为45分钟。

4. 职业卫生宣传培训档案示例

档案编号:

职业卫生宣传培训档案(示例)

用人单位:＿＿＿＿＿＿＿＿＿＿

职业卫生管理负责人:＿＿＿＿＿＿

联系电话：＿＿＿＿＿＿＿＿＿＿＿

电子邮箱：＿＿＿＿＿＿＿＿＿＿＿

目录

1. 用人单位职业卫生培训计划

2. 用人单位负责人、职业卫生管理人员职业卫生培训证明

3. 劳动者职业卫生宣传培训

4. 年度职业卫生宣传培训一览表（表9-1）

（附：培训通知、培训教材、培训记录、考试试卷、宣传图片等纸质和摄录像资料）

5. 年度职业卫生培训工作总结

表9-1　年度职业卫生宣传培训一览表

企业名称：＿＿＿＿＿＿＿＿＿＿＿

培训类型：＿＿＿＿＿＿＿＿＿＿＿

培训学时：＿＿＿＿＿＿＿＿＿＿＿

参加部门：＿＿＿＿＿＿＿＿＿＿＿

培训内容：＿＿＿＿＿＿＿＿＿＿＿

组织部门：＿＿＿＿＿＿＿＿＿＿＿

授　课　人：＿＿＿＿＿＿＿＿＿＿＿

实施日期：＿＿＿＿＿＿＿＿＿＿＿

签到表：

序号	部门	姓名（签字）	成绩

序号	部门	姓名(签字)	成绩

编制：　　　审核(签字)：　　　　　　　　　　　编制日期：　　年　　月　　日

说明：
1. 培训类型为劳动者上岗前培训、在岗期间定期培训,用人单位主要负责人、职业卫生管理人员培训;
2. 签到名单可附后。

第十节　中小微型企业职业健康监护帮扶实施要点

职业健康监护帮扶是指协助用人单位通过定期或不定期的医学健康检查和健康相关资料的收集,连续性地监测劳动者的健康状况,早期发现职业病、职业禁忌证、其他疾病和健康损害的医疗行为,以便及时采取干预措施,保护劳动者健康。

一、职业健康监护

(一) 帮扶依据

《职业病防治法》《使用有害物品作业场所劳动保护条例》《职业健康检查管理办法》《工作场所职业卫生管理规定》中关于职业健康监护的相关规定如下。

对从事接触职业病危害的作业的劳动者,用人单位应当按照国务院卫生行政部门的规定组织上岗前、在岗期间和离岗时职业健康检查,并将检查结果书面告知劳动者。职业健康检查费用由用人单位承担。

用人单位不得安排未经上岗前职业健康检查的劳动者从事接触职业病危害的作业;不得安排有职业禁忌的劳动者从事其所禁忌的作业;对在职业健康检查中发现有与所从事职业相关的健康损害的劳动者,应当调离原工作岗位,并妥善安置;对未进行离岗前职业健康检查的劳动者不得解除或者终止与其订立的劳动合同。

用人单位不得安排未成年工从事接触职业病危害的作业,不得安排孕期、哺乳期女职工从事对本人和胎儿、婴儿有危害的作业。

劳动者离开用人单位时,有权索取本人职业健康监护档案复印件,用人单位应当如实、无偿提供,并在所提供的复印件上签章。

用人单位和医疗卫生机构发现职业病病人或者疑似职业病病人时,应当及时向所在地卫生行政部门报告。确诊为职业病的,用人单位还应当向所在地劳动保障行政部门报告。

接到报告的部门应当依法作出处理。

（二）帮扶实施

1. 查摆问题

（1）检查内容：用人单位职业健康监护开展情况，职业健康检查结果告知情况，职业健康结果处置情况，未成年工和女职工的保护情况。

（2）检查方法：查阅劳动合同和上岗前、在岗期间、离岗时职业健康检查报告，体检项目是否齐全，体检项目与接触的职业病危害因素是否匹配，重点检查粉尘、高毒物品或放射性物质等体检项目与体检周期是否满足《职业健康监护技术规范》《放射工作人员健康要求及监护规范》的要求。查阅职业健康检查费用列支情况，用人单位是否承担劳动者职业健康检查费用，是否向职业健康检查机构提供职业健康检查所需文件、资料。查阅劳动合同有关制度，查阅档案借阅登记、复印记录，劳动者离开用人单位时，用人单位是否如实、无偿提供职业健康监护档案复印件，并在所提供的复印件上签章。查阅劳动者职业健康检查结果书面告知情况，是否及时将职业健康检查结果及职业健康检查机构的建议以书面形式如实告知劳动者。查阅职业健康体检报告或职业健康体检结果一览表，是否对需要复查的劳动者按照职业健康检查机构要求的时间安排复查和医学观察；是否把有职业禁忌的劳动者从其所禁忌的作业岗位调离。查阅职业病病人和疑似职业病病人相关报告记录，发现职业病病人或者疑似职业病病人时，是否及时向所在地卫生健康主管部门报告，确诊为职业病的，是否向所在地劳动保障行政部门报告。查阅劳动者名册、劳动合同，是否安排未成年工从事接触职业病危害的作业，是否安排孕期、哺乳期女职工从事对本人和胎儿、婴儿有危害的作业。

2. 帮扶标准

（1）职业健康监护种类和周期：职业健康监护包括职业健康检查、应急健康检查、离岗后健康检查和职业健康档案管理。其中，职业健康检查包括上岗前职业健康检查、在岗期间职业健康检查和离岗时职业健康检查。接触职业病危害因素及特殊作业人员职业健康监护的目标疾病、检查内容、检查周期应按照《职业健康监护技术规范》《放射工作人员健康要求及监护规范》规定执行。

1）职业健康检查

上岗前职业健康检查：拟从事接触职业病危害因素作业的新录用人员（包括转岗到该种作业岗位的人员），拟从事有特殊健康要求作业的人员（如高处作业、电工作业、职业机动车驾驶作业等），上岗前职业健康检查均为强制性职业健康检查，应在开始从事有害作业前完成。上岗前职业健康检查的主要目的是发现有无职业禁忌证，建立接触职业病危害因素人员的基础健康档案。

在岗期间职业健康检查：长期从事规定的需要开展健康监护的职业病危害因素作业劳动者，应进行在岗期间的定期职业健康检查。定期职业健康检查的目的主要是早期发现职业病病人或疑似职业病病人或劳动者的其他健康异常改变，及时发现有职业禁忌的劳动者，通过动态观察劳动者群体健康变化，评价工作场所职业病危害因素的控制效果。定期职业健康检查的周期应根据不同职业病危害因素的性质、工作场所有害因素的浓度或强度、目标疾病的潜伏期和防护措施等因素决定。

离岗时职业健康检查:劳动者在准备调离或脱离所从事的职业病危害作业或岗位前,应进行离岗时健康检查,主要目的是确定其在停止接触职业病危害因素时的健康状况。

对准备脱离所从事的职业病危害作业或者岗位的劳动者,用人单位应当在劳动者离岗前30日内组织劳动者进行离岗时的职业健康检查。劳动者离岗前90日内在岗期间的职业健康检查可以视为离岗时的职业健康检查,满足《用人单位职业健康监护监督管理办法》。

2) 应急健康检查:当发生急性职业病危害事故时,根据事故处理的要求,对遭受或可能遭受急性职业病危害的劳动者,应及时组织健康检查。依据检查结果和现场劳动卫生学调查,确定危害因素,为急救和治疗提供依据,控制职业病危害的继续蔓延和发展。应急健康检查应在事故发生后立即开始。另外,从事可能产生职业性传染病作业的劳动者,在疫情流行期或近期密切接触传染源者,应及时开展应急健康检查,随时监测疫情动态。

3) 离岗后健康检查:劳动者接触的职业病危害因素具有慢性健康影响,所致职业病或职业肿瘤常有较长的潜伏期,故脱离接触后仍有可能发生职业病。离岗后健康检查的时间应根据有害因素致病的流行病学及临床特点、劳动者从事该作业的时间、工作场所有害因素的浓度等因素综合考虑确定。

(2) 职业健康检查所需材料:用人单位在委托职业健康检查机构对从事接触职业病危害作业的劳动者进行职业健康检查时,应当如实提供用人单位的基本情况、工作场所职业病危害因素种类及其接触人员名册、职业病危害因素定期检测和评价结果。

(3) 建立健全以下职业健康监护档案:①用人单位职业健康监护管理档案。②劳动者个人职业健康监护档案。

3. 职业健康检查体检结论　根据职业健康检查结果,对劳动者个体的体检结论可分为以下5种。

(1) 目前未见异常:本次职业健康检查各项检查指标均在正常范围内。

(2) 复查:检查时发现与目标疾病相关的单项或多项异常,需要复查确定。

(3) 疑似职业病:检查发现疑似职业病或可能患有职业病,需要提交职业病诊断机构进一步明确。

(4) 职业禁忌证:劳动者从事特定职业或者接触特定职业病危害因素时,比一般职业人群更易于遭受职业病危害和罹患职业病或者可能导致原有自身疾病病情加重,或者在作业过程中诱发可能导致对他人生命健康构成危险疾病的个人特殊病理状态。

(5) 其他疾病或异常:除目标疾病之外的其他疾病或某些检查指标的异常。

4. 职业健康检查结果告知　对从事接触职业病危害的作业的劳动者,用人单位应当按照国务院卫生行政部门的规定组织上岗前、在岗期间和离岗时职业健康检查,并将检查结果书面告知劳动者。职业健康检查费用由用人单位承担。

5. 职业健康检查结果的处置　根据《用人单位职业健康监护监督管理办法》,用人单位应当根据职业健康检查报告,采取下列措施。

(1) 对有职业禁忌的劳动者,调离或暂时脱离原工作岗位。

(2) 对健康损害可能与所从事职业相关的劳动者,进行妥善安置。

(3) 对需要复查的劳动者,按照职业健康检查机构要求的时间安排复查和医学观察。

（4）对疑似职业病病人，及时安排其进行职业病诊断。

（5）对存在职业病危害的岗位，立即改善劳动条件，完善职业病防护设施，为劳动者配备符合国家标准的职业病危害防护用品。

6. 未成年工和女职工的保护　用人单位不得安排未满16岁的未成年工从事接触职业病危害的作业。

用人单位对怀孕7个月以上的女职工，不得安排其延长工作时间和夜班劳动，不得安排孕期、哺乳期女职工从事对本人和胎儿、婴儿有危害的作业。

（三）帮扶目标

用人单位应定期监测劳动者的职业健康状况，以便及时采取干预措施，保护劳动者健康。用人单位应完成以下事项（见下文"帮扶示例"）。

（1）完善用人单位职业健康监护管理档案。

（2）完善劳动者个人职业健康监护档案。

（3）落实劳动者上岗前、在岗期间、离岗时职业健康检查，检查项目及检查周期满足标准要求。

（4）落实劳动者职业健康检查结果书面告知。

（5）对需要复查的劳动者，按照职业健康检查机构要求的时间，安排复查和医学观察。

（6）对于有职业禁忌劳动者，落实调岗事宜，且调岗岗位与健康状况相适应。

（7）对于职业病病人或疑似职业病病人，落实向相关部门报告事宜，按要求安排疑似职业病病人进行诊断以及职业病病人进行治疗、康复和定期检查。

（8）不得安排未成年工从事接触职业病危害的作业。

（9）不得安排孕期、哺乳期女职工从事对本人和胎儿、婴儿有危害的作业。

（四）帮扶示例

1. 用人单位职业健康监护管理档案示例

档案编号：

用人单位职业健康监护管理档案（示例）

用人单位：＿＿＿＿＿＿＿＿＿＿＿＿＿

职业卫生管理负责人：＿＿＿＿＿＿＿＿

联系电话：＿＿＿＿＿＿＿＿＿＿＿＿＿

电子邮箱：＿＿＿＿＿＿＿＿＿＿＿＿＿

目录

1. 职业健康检查机构资质证书

2. 职业健康检查结果汇总表（表10-1）

3. 职业健康检查异常结果登记表(表10-2)

(附:职业健康监护结果评价报告)

4. 职业病病人、疑似职业病病人一览表(表10-3、表10-4)

(附:职业病诊断证明书、职业病诊断鉴定书等)

5. 职业病和疑似职业病病人的报告

(注:在接到体检结果、诊断结果5日内报告)

6. 职业病危害事故报告和处理记录表(表10-5)

7. 职业健康监护档案汇总表(表10-6)

表10-1 职业健康检查结果汇总表

检查日期	检查机构	体检种类	应检人数	实检人数	检查结果(人数)					备注
					未见异常	复查	疑似	禁忌证	其他疾患	

表10-2 职业健康检查异常结果登记表

车间: 体检类别:

体检日期: 年 月 日— 年 月 日

序号	姓名	性别	年龄	岗位	接触职业病危害因素	可能导致的职业病	体检结论与处理意见	落实情况

编制: 审核(签名): 编制日期: 年 月 日

表 10‑3　职业病病人一览表

序号	姓名	性别	出生日期	接害工龄	车间、岗位	职业病病名	诊断机构	诊断日期	处理情况

编制：　　　审核(签名)：　　　　　　　　　　　　编制日期：　年　月　日

表 10‑4　疑似职业病病人一览表

姓名	性别	年龄	车间、岗位	接害工龄	疑似职业病病名	体检机构	体检日期	处理情况

编制：　　　审核(签名)：　　　　　　　　　　　　编制日期：　年　月　日

表 10‑5　职业病危害事故报告与处理记录表

企业名称		法定代表人	
事故报告人		联系电话	

基本情况：
1. 发生时间：年　月　日　时

续　表

2. 发生场所(车间名称):

岗位及工作内容:

3. 发病情况:接触人数＿＿＿、发病人数＿＿＿

　　　　　　送医院治疗人数＿＿＿、死亡人数＿＿＿

4. 可能产生职业病的有害因素名称:＿＿＿＿＿＿＿

事故经过简述(事件起因、患者主要临床表现、救援过程和处理情况):

对事故原因和性质的初步认定意见:

事件报告 情况	1. 报告时间:　　　　年　月　日　时 2. 报告单位: 负责人(签名): 　　　　　　　　　　　　　日期:　年　月　日

表 10 - 6　职业健康监护档案汇总表

部门车间	档案编号	姓名	性别	建档时间	人员调离情况			备注
					调离时间	是否提供 档案复印件	劳动者 签字	

2. 劳动者个人职业健康监护档案示例

档案编号:

劳动者个人职业健康监护档案(示例)

用人单位:＿＿＿＿＿＿＿＿＿＿＿＿＿

职业卫生管理负责人:＿＿＿＿＿＿

联系电话:＿＿＿＿＿＿＿＿＿＿＿＿＿

电子邮箱:＿＿＿＿＿＿＿＿＿＿＿＿＿

表 10 - 7 劳动者个人信息卡

档案号:

姓名		性别		
籍贯		婚姻状况		
文化程度		嗜好		照片
参加工作时间				
身份证号				

职业史及职业病危害接触史

起止时间	工作单位	工种	接触职业病危害因素	防护措施
年 月 日至 年 月 日				
年 月 日至 年 月 日				
年 月 日至 年 月 日				
年 月 日至 年 月 日				

既往病史

疾病名称	诊断时间	诊断医院	治疗结果	备注
	年 月 日			
	年 月 日			
	年 月 日			
	年 月 日			

续　表

职业病诊断

职业病名称	诊断时间	诊断医院	诊断级别	备注
	年　　月　　日			
	年　　月　　日			
	年　　月　　日			

表 10-8　工作场所职业病危害因素检测结果

劳动者姓名：　　　　　　　　　　　　　　　　　　　档案号：

岗位	检测时间	检测机构	职业病危害因素名称	职业病危害因素检测结果	防护措施	备注

表 10-9　历次职业健康检查结果及处理情况

劳动者姓名：　　　　　　　　　　　　　　　　　　　档案号：

检查日期	检查种类	检查结论	检查机构	岗位	人员处理情况	本人签字	现场处理情况

续　表

检查日期	检查种类	检查结论	检查机构	岗位	人员处理情况	本人签字	现场处理情况

注:①检查种类是指上岗前、在岗期间、离岗时、应急、离岗后的医学随访、复查、医学观察、职业病诊断等。②检查结论是指未见异常、复查、疑似职业病、职业禁忌证、其他疾患、职业病等。③人员处理情况是指调离、暂时脱离工作岗位、复查、医学观察、职业病诊断结果等处理、安置情况及检查、诊断结果;检查结论为未见异常或其他疾患的划"—"。④现场处理情况是指造成职业损害的作业岗位、现场及职业病防护用品整改达标情况,不需整改的可划"—"。

3. 职业病和疑似职业病病人报告示例

职业病和疑似职业病病人报告(示例)

_____疾控中心:_____卫健委、卫生监督所:

我单位于____年____月____日组织从事接触职业病危害作业的工人在_____进行了职业健康检查(体检机构具有相应资质)。体检结果发现:疑似职业病病人____人。经职业病诊断机构诊断后确诊职业病病人____人(诊断机构有相应资质),现上报(见名单)。

对发现的疑似职业病病人和职业病病人,我单位已按照处理意见妥善处理。

附件:

1. 疑似职业病病人名单及处理情况。
2. 职业病病人名单及处理情况。

单位盖章
年　　月　　日

二、职业病诊断与鉴定

(一)帮扶依据

《职业病防治法》《工作场所职业卫生管理条例》《职业病诊断与鉴定管理办法》关于职业病诊断与鉴定的相关规定:

用人单位应当如实提供职业病诊断、鉴定所需的劳动者职业史和职业病危害接触史、工作场所职业病危害因素检测结果等资料；卫生行政部门应当监督、检查和督促用人单位提供上述资料；劳动者和有关机构也应当提供与职业病诊断、鉴定相关的资料。

（二）帮扶实施

1. 查摆问题

（1）检查内容：疑似职业病病人诊断情况；职业病病人诊疗情况。

（2）检查方法：查阅疑似职业病病人诊断资料及劳动用工情况。是否及时安排疑似职业病病人进行诊断，承担疑似职业病病人在诊断、医学观察期间的费用；是否如实提供职业病诊断、鉴定所需的劳动者职业史和职业病危害接触史、工作场所职业病危害因素检测结果和放射工作人员个人剂量监测结果等资料；在疑似职业病病人诊断或者医学观察期间，是否解除或者终止与其订立的劳动合同。

查阅职业病病人治疗、康复和定期检查资料，是否按照国家有关规定安排职业病病人进行治疗、康复和定期检查。

2. 检查方法

（1）职业病诊断：职业病诊断是由依法承担职业病诊断的医疗卫生机构依据《职业病防治法》等法律、法规关于职业病诊断的要求，对劳动者在职业活动中因接触各种职业病危害因素而引起的疾病所进行的诊断活动。根据《职业病诊断与鉴定管理办法》，劳动者可以在用人单位所在地、本人户籍所在地或者经常居住地的职业病诊断机构进行职业病诊断。

（2）职业病鉴定：《职业病诊断与鉴定管理办法》规定，当事人对职业病诊断机构作出的职业病诊断有异议的，可以在接到职业病诊断证明书之日起30日内，向作出诊断的职业病诊断机构所在地设区的市级卫生健康主管部门申请鉴定。职业病诊断争议由设区的市级以上地方卫生健康主管部门根据当事人的申请，组织职业病诊断鉴定委员会进行鉴定。当事人对职业病鉴定结论不服的，可以在接到诊断鉴定书之日起15日内，向原鉴定组织所在地省级卫生健康主管部门申请再鉴定，省级鉴定为最终鉴定。

（三）帮扶目标

用人单位应知悉职业病诊断及鉴定流程，履行相关义务。

（1）及时安排职业病病人、疑似职业病病人进行诊治。

（2）如实提供职业病诊断、鉴定所需的资料。

（3）承担职业病诊断、鉴定的费用和疑似职业病病人在诊断、医学观察期间的费用。

（4）报告职业病和疑似职业病。

（5）《职业病防治法》规定的其他相关义务。

（四）帮扶示例

1. 上海市职业病诊断就诊登记表示例

职业病诊断就诊登记表(示例)　　　编号：

劳动者姓名		性别		年龄		联系电话	
身份证号码			联系地址				
用人单位			单位联系人			联系电话	
单位地址						邮政编码	
劳动者既往病史							
提起诊断的 职业病种类	□职业性尘肺及其他呼吸系统疾病 □职业性化学中毒 □物理因素所致职业病 □职业性传染病 □职业性皮肤病			□职业性眼病 □职业性耳鼻喉口腔疾病 □职业性肿瘤 □其他职业病			

劳动者职业病危害因素接触史（不够填写可附页）	起止时间	工作单位	工种/岗位	接触的职业病危害因素名称
	年　　月至 年　　月			

劳动者提供的资料：①劳动关系证明材料；②劳动者的身份证复印件；③职业病诊断资料。

本人声明提供的所有资料是真实的，如有虚假愿承担法律责任。

当事人：(签章)

日期：　　年　　月　　日

代理人姓名		代理劳动者(　　)	代理人身份证号码		联系电话	
		代理用人单位(　　)				

代理人签名：　　　　　　　　　　　　　　　　　　日期：　　年　　月　　日

注：①劳动者应当提交身份证复印件和劳动关系相关证明材料等，并在复印件上签名确认。②委托代理的，还应当提交劳动者的委托书和代理人身份证复印件，并在复印件上签名确认。③资料提交人应该在所提交的资料首页上签名确认，并注明页数。④当事人在职业病诊断中所提交的所有材料一概不予退还，请自留备份。⑤提起诊断的职业病种类根据最新颁布的《职业病分类和目录》随时调整。

2. 上海市职业病鉴定申请书示例

市/区级职业病鉴定申请书(示例)

申请人:	×××公司(或者员工姓名)				
劳动者姓名		性别		出生年月	
身份证号		家庭地址			
邮编		电话/手机号			
用人单位		地址			
邮编		联系方式			

申请鉴定的主要理由(请说明被鉴定的劳动者基本情况,职业病诊断情况;申请市鉴定的还需说明区鉴定情况):

从事接触职业病危害岗位情况,×××年××月进行了职业病诊断,职业病诊断结果是×××。
(×××年××月进行了区级鉴定,区级鉴定结果是×××)

提供材料:
1. 职业病诊断证明书(复印件)
2. 区职业病鉴定书(复印件)(申请市鉴定的需提供)

申请人签字(章):	时间:

3. 上海市职业病诊断机构

见表2-10-1。

表2-10-1 上海市职业病诊断机构

序号	单位名称	地址	诊断项目	电话
1	上海市化工职业病防治院	成都北路369号	职业性尘肺病及其他呼吸系统疾病,职业性化学中毒,物理因素所致职业病,职业性皮肤病,职业性眼病,职业性耳鼻喉口腔疾病,职业性肿瘤,其他职业病	22836320
2	复旦大学附属华山医院	乌鲁木齐中路12号	职业性化学中毒,物理因素所致职业病,职业性耳鼻喉口腔疾病,职业性肿瘤,其他职业病,其他呼吸系统疾病	52889999—职业病科 52888291

续 表

序号	单位名称	地址	诊断项目	电话
3	上海市第四人民医院	三门路 1279 号门诊 6 楼 C 区职业病科	职业性化学中毒,物理因素所致职业病,职业性皮肤病,职业性眼病,职业性耳鼻喉口腔疾病	55603893
4	上海放射医学专科门诊部	斜土路 2094 号	职业性放射性疾病	64041138,64045739
5	上海市皮肤病医院	上海市保德路 1278 号	职业性皮肤病	61833030
6	复旦大学附属金山医院	上海市龙航路 1508 号	职业性化学中毒,职业性耳鼻喉口腔疾病,职业性眼病,职业性肿瘤,职业性皮肤病,物理因素所致职业病,职业性尘肺病及其他呼吸系统疾病,其他职业病	34189990 - 5275
7	上海市肺科医院(上海市职业病防治院)	上海市政民路 507 号、沽源路 229 号、延庆路 130 号	职业性尘肺病及其他呼吸系统疾病,职业性传染病,物理因素所致职业病,职业性皮肤病,职业性眼病,职业性耳鼻喉口腔疾病,职业性肿瘤,其他职业病,职业性放射性疾病,职业性化学中毒	65115006 - 1019
8	上海市杨浦区中心医院	上海市杨浦区腾越路 450 号/河间路 1015 号	职业性尘肺病及其他呼吸系统疾病,职业性传染病,物理因素所致职业病,职业性眼病,职业性耳鼻喉口腔疾病,职业性肿瘤,其他职业病,职业性皮肤病,职业性化学中毒	65690520

4. 上海市职业病鉴定办事机构

见表 2 - 10 - 2。

表 2 - 10 - 2 上海市职业病鉴定办事机构

序号	职业病鉴定办事机构	机构地址	电话	邮编
1	上海市市级职业病诊断鉴定办事机构(上海市疾病预防控制中心)	中山西路 1380 号	62758710	200336
2	上海市杨浦区职业病诊断鉴定办事机构(杨浦区疾病预防控制中心)	长阳路 1565 号	25010051	200090
3	上海市静安区职业病诊断鉴定办事机构(静安区疾病预防控制中心)	永和路 195 号	66315537	200072
4	上海市虹口区职业病诊断鉴定办事机构(虹口区疾病预防控制中心)	长阳路 197 号	65416820	200082
5	上海市徐汇区职业病诊断鉴定办事机构(徐汇区疾病预防控制中心)	永川路 50 号	54012790	200237
6	上海市金山区职业病诊断鉴定办事机构(金山区疾病预防控制中心)	朱泾镇卫生路 94 号	57329071	201599

第十一节　中小微型企业职业病危害事故应急救援和调查处理帮扶实施要点

职业病危害事故应急救援和调查处理帮扶是通过指导用人单位按照可能发生的职业病危害事故编制应急预案,定期进行演练、评估,在发生事故时能够及时、有序、有效地开展应急救援工作,按要求向所在地卫生行政部门和有关部门报告,并进行事故调查处理。

一、职业病危害事故应急救援和事故调查处理

(一) 帮扶依据

《职业病防治法》《工作场所职业卫生管理规定》《使用有毒物品作业场所劳动保护条例》关于职业病危害事故应急救援和事故调查处理相关的规定如下。

建立健全职业病危害事故应急救援预案。

发生或者可能发生急性职业病危害事故时,用人单位应当立即采取应急救援和控制措施,并及时报告所在地卫生行政部门和有关部门。卫生行政部门接到报告后,应当及时会同有关部门组织调查处理。必要时,可以采取临时控制措施。卫生行政部门应当组织做好医疗救治工作。

对遭受或者可能遭受急性职业病危害的劳动者,用人单位应当及时组织救治、进行健康检查和医学观察,所需费用由用人单位承担。

用人单位不得故意破坏事故现场、毁灭有关证据,不得迟报、漏报、谎报或者瞒报职业病危害事故。

对职业病防护设备、应急救援设施和个人使用的职业病防护用品,用人单位应当进行经常性的维护、检修,定期检测其性能和效果,确保其处于正常状态,不得擅自拆除或者停止使用。

(二) 帮扶实施

1. 查摆问题

(1) 检查内容:用人单位职业卫生应急救援预案及演练、职业卫生应急设施配备及台账、急性职业病危害事故处置和报告、遭受急性职业病危害劳动者的救治、急性职业病危害事故处置和报告情况。

(2) 检查方法:查阅急性职业病危害事故应急救援预案,预案内容是否全面,是否具有可操作性。查阅应急救援演练方案,是否定期进行应急救援预案演练,查阅演练记录和改进建议。查阅应急救援设施台账,现场随机抽查应急救援设施是否可正常使用。查阅急性职业病危害事故处置和报告情况,是否采取相应的应急救援和控制措施,是否按要求报告所在地卫生行政部门和有关部门。查阅有关制度、报销单据,是否按要求对遭受急性职业病危害的劳动者进行健康检查和医学观察。

2. 检查方法

（1）职业病危害事故应急预案与演练：生产或使用有毒物质的且有可能发生急性职业病危害的工业企业应制定应对突发职业中毒的应急救援预案。职业病危害事故应急预案可以参考《生产经营单位生产安全事故应急预案编制导则》，职业病危害事故应急演练指南和评估可以参考《生产安全事故应急演练基本规范》和《生产安全事故应急演练评估规范》等标准。

1）职业病危害事故应急预案：应急预案的编制，需综合考虑职业病危害因素的危害程度、接触水平、接触时间、接触人数、防护措施、健康效应、管理水平等，通过工程分析等方法识别、评估职业病危害所产生的风险。用人单位应急救援预案编制程序包括成立应急救援预案编制工作组、资料收集、职业病危害事故风险评估、应急救援资源调查、编制应急救援预案、应急救援预案评审、批准实施 7 个步骤。

用人单位的应急救援预案体系主要由综合应急救援预案和现场处置方案以及附件构成。用人单位应根据有关法律、法规和相关标准，结合本单位组织管理体系、生产规模、职业病危害因素的性质以及可能发生的职业病危害事故确定应急救援预案体系。

综合应急救援预案是用人单位为应对各种职业病危害事故而制定的综合性工作方案，是本单位应对职业病危害事故的总体工作程序、措施和应急救援预案体系的总纲。包括用人单位的应急救援组织机构及职责、应急救援预案体系、职业病危害因素分析、预警及信息报告、应急响应、信息公开、后期处置、应急保障措施、应急救援预案管理等内容。

现场处置方案是用人单位根据不同职业病危害事故类型，针对具体的作业场所、装置或设施等制定的应急处置措施。包括职业病危害事故风险分析、应急处置工作职责、应急处置措施和注意事项等内容。

附件包括应急救援预案需要列出的有关部门、机构和人员的联系方式，应急救援物资装备和医疗用品的名录或清单，格式化文本，关键的路线、标识和图纸，有关协议或备忘录以及相关资料性附件。

2）职业病危害事故应急演练与评估：按组织形式划分，应急演练可分为桌面演练和实战演练；按内容划分，应急演练可分为单项演练和综合演练；按目的与作用划分，应急演练可分为检验性演练、示范性演练和研究性演练。

演练前需要成立演练领导小组，演练领导小组负责应急演练活动全过程的组织领导，审批决定演练的重大事项。演练领导小组组长一般由演练组织单位或其上级单位的负责人担任；副组长一般由演练组织单位或主要协办单位负责人担任；小组其他成员一般由各演练参与单位相关负责人担任。在演练实施阶段，演练领导小组组长、副组长通常分别担任演练总指挥、副总指挥。演练计划由文案组编制，经策划部审查后报演练领导小组批准。演练方案由文案组编写，通过评审后由演练领导小组批准，必要时还须报有关主管单位同意并备案。在演练开始前要进行演练动员和培训，确保所有演练参与人员掌握演练规则、演练情景和各自在演练中的任务。应急演练过程中应确保人员、经费、场地、物资、器材、通信、安全等得到保障。

演练评估是在全面分析演练记录及相关资料的基础上，对比参演人员表现与演练目标要求,对演练活动及其组织过程做出客观评价,并编写演练评估报告的过程。所有应急演练活动都应进行演练评估。演练结束后可通过组织评估会议、填写演练评价表和对参演人员进行访谈等方式,也可要求参演单位提供自我评估总结材料,进一步收集演练组织实施的情况。

演练评估报告的主要内容一般包括演练执行情况、预案的合理性与可操作性、应急指挥,人员的指挥协调能力、参演人员的处置能力、演练所用设备装备的适用性、演练目标的实现情况、演练的成本效益分析、对完善预案的建议等,最后进行演练现场总结或事后总结。

(2)职业卫生应急设施:《工业企业设计卫生标准》规定,可能发生急性职业病危害的有毒、有害的生产车间应设置与相应事故防范和应急救援相配套的设施及设备,并留有应急通道。有可能发生化学性烧伤及经皮肤黏膜吸收引起急性中毒的工作地点或车间,应根据可能产生或存在的职业性有害因素及其危害特点,在工作地点就近设置现场应急处理设施。急救设施应包括:不断水的冲淋、洗眼设施;气体防护柜;应急职业病防护用品;急救包或急救箱以及急救药品;转运病人的担架和装置;急救处理的设施以及应急救援通信设备等。

1)应急喷淋洗眼设施:《化工企业安全卫生设计规范》《事故淋浴器及洗眼器通用设计规定》规定:①生产过程中接触强酸、强碱和易经皮肤吸收的毒物的场所,应设置喷淋洗眼器;在液体毒性危害严重的作业场所及具有化学烧伤危险的作业场所,应设计洗眼器、淋洗器等安全防护措施。②喷淋洗眼器设置位置应在使用者以正常步伐不超过10秒能够顺畅到达的地方,且距离危险源不超过15 m,并且在一个水平面上,中间不应有障碍物。喷淋洗眼器的给水及排水管道,在寒冷地区应采取防冻措施;当采用电热防冻时,应有可靠的接地设计及保温措施。淋洗器、洗眼器的冲洗水水质应符合现行国家标准《生活饮用水卫生标准》的规定,并应为不间断供水;淋洗器、洗眼器的排水应纳入工厂污水管网,并在装置区安全位置设置救护箱。

2)气体检测报警装置:根据《工作场所有毒气体检测报警装置设置规范》《石油化工可燃气体和有毒气体检测报警设计标准》《石油化工可燃气体和有毒气体检测报警设计标准》规定:①在存在或使用、生产有毒气体,并可能导致劳动者发生急性职业中毒的工作场所设立有毒气体检测报警点,主要指可能释放高毒、剧毒气体的工作场所,或可能大量释放或易于聚集其他有毒气体的工作场所,在使用或生产可燃气体或有毒气体的生产设施及储运设施区域内设置气体检测报警装置。②在同时存在可燃气体及有毒气体时气体检测报警装置应遵循:当泄漏气体中可燃气体浓度可能达到报警设定值时,应设置可燃气体探测器;泄漏气体中有毒气体浓度可能达到报警设定值时,应设置有毒气体探测器;既属于可燃气体又属于有毒气体的单组分气体介质,只设有毒气体探测器;可燃气体与有毒气体同时存在的多组分混合气体,泄漏时可燃气体浓度和有毒气体浓度有可能同时达到报警设定值,应分别设置可燃气体及有毒气体探测器。③室内检测报警点设在距有毒气体释放点1 m以内,若有毒气体的密度大于空气密度时,检测报警点的位置应低于释放点,反之应高于释放点。室外检测报警点设在有毒气体释放点2 m以内,检测报警点一般设在常年主导风向下风向的位置;若有毒气体的密度大于空气密度,检测报警点的位置应低于释放点,反之应高于释放点。"室内"或"室外"的同一场所有多个距离较近的释放点时,一个检测报警点可同时覆盖两个以上的同种气体的释放点。④毒物报警值应根据有毒气体毒性和现场实际情况至少设置警报值和高报值或者预报值和警报值,预报值为 GBZ 2.1 所规定的MAC 或 PC‐STEL 的 1/2,无 PC‐STEL 的物质,为超限倍数值的 1/2。警报值为 GBZ 2.1 所规定的 MAC 或 PC‐STEL 值,无 PC‐STEL 的物质,为超限倍数值。高报值应综合考虑有毒气体毒性、作业情况、事故后果、工艺设备等综合因素后设定。

环境氧气的过氧报警设定值宜为 23.5%vol(volume,体积),环境欠氧报警设定值宜为 19.5%vol。

3) 事故通风装置:①《工业企业设计卫生标准》规定,在生产中可能突然逸出大量有害物质或易造成急性中毒或易燃易爆的化学物质的室内作业场所,应设置事故通风装置及与事故排风系统相连锁的泄漏报警装置。事故通风的风量宜根据工艺设计要求通过计算确定,但换气次数不宜<12 次/小时。事故排风的进风口,应设在有害气体或有爆炸危险的物质放散量可能最大或聚集最多的地点。对事故排风的死角处,应采取导流措施。事故排风装置的排风口应设在安全处,远离门、窗及进风口和人员经常停留或经常通行的地点,不得朝向室外空气动力阴影区和正压区。②《工作场所防止职业中毒卫生工程防护措施规范》规定,事故排风的吸风口,应设在有毒有害物质散发量可能最大的地点。当事故发生向室内放散密度比空气大的气体和蒸汽时,吸风口应设在地面以上 0.3~1.0 m 处;放散密度比空气小的气体和蒸汽时,吸风口应设在上部地带,且对于可燃气体和蒸汽,吸风口应尽量紧贴顶棚布置,其上缘距顶棚不得>0.4 m。事故排风的排风口,不应布置在人员经常停留或经常通行的地点。排风口应高于 20 m 范围内最高建筑物的屋面 3 m 以上,当其与机械送风系统进风口的水平距离<20 m 时,尚应高于进风口 6 m 以上。

4) 有毒气体防护站:《工业企业设计卫生标准》规定,生产或使用剧毒或高毒物质的高风险工业企业应设置紧急救援站或有毒气体防护站,紧急救援站或有毒气体防护站使用面积见表 2‐11‐1。有毒气体防护站的装备应根据职业病危害性质、企业规模和实际需要确定,有毒气体防护站装备参考配置见表 2‐11‐2。应根据车间(岗位)毒害情况配备防毒器具,设置防毒器具存放柜。防毒器具在专用存放柜内铅封存放,设置明显标识,并定期维护与检查,确保应急使用需要。

表 2‐11‐1 紧急救援站或有毒气体防护站使用面积

职工人数	最小使用面积(m^2)
<300	20
300~1 000	30
1 001~2 000	60
2 001~3 500	100
3 501~10 000	120
>10 000	200

表 2-11-2　有毒气体防护站装备参考配置

装备名称	数量	备注
万能校验器	2～3 台	
空气或氧气充装泵	1～2 台	
天平	1～2 台	
采样器、胶管	按需要配备	
快速检测分析仪器(包括测爆仪、测氧仪和毒气监测仪)	按需要配备	
器材维修工具(包括台钳、钳工工具)	1 套	
电话	2 部	
录音电话	1 部	
生产调度电话	1 部	
对讲机	2 对	
事故警铃	1 只	
气体防护作业(救护)车	1～2 辆	设有声光报警器,备有空气呼吸器、苏生器、安全帽、安全带、全身防毒衣、防酸碱胶皮衣裤、绝缘棒、绝缘靴、手套、被褥、担架、防爆照明等抢救用的器具
空气呼吸器	根据技术防护人员及驾驶员人数确定	
过滤式防毒面具	每人 1 套	

　　5) 急救箱设置:根据《工业企业设计卫生标准》规定,急救箱配置内容可根据工业企业规模、职业病危害性质、接触人数等实际需要参见表 2-11-3 确定。应急药箱药品的购置主要考虑到是否涵盖本企业劳动者在发生急性职业病危害事故时的应急处置要求,建立健全应急药箱台账,定期检查药品是否过期,定期更换及进行补货。

表 2-11-3　急救箱配置参考清单

药品名称	储存数量	用途	保质(使用)期限
医用酒精	1 瓶	消毒伤口	
新洁而灭酊	1 瓶	消毒伤口	
过氧化氢溶液	1 瓶	清洗伤口	
0.9% 生理盐水	1 瓶	清洗伤口	
2% 碳酸氢钠	1 瓶	处置酸烧伤	
2% 醋酸或 3% 硼酸	1 瓶	处置碱烧伤	
解毒药品	按实际需要	职业中毒处置	有效期内
脱脂棉花、棉签	2 包、5 包	清洗伤口	
脱脂棉签	5 包	清洗伤口	
中号胶布	2 卷	粘贴绷带	
绷带	2 卷	包扎伤口	
剪刀	1 把	急救	

续 表

药品名称	储存数量	用途	保质(使用)期限
镊子	1把	急救	
医用手套、口罩	按实际需要	防止施救者被感染	
烫伤软膏	2支	消肿/烫伤	
保鲜纸	2包	包裹烧伤/烫伤部位	
创可贴	8个	止血护创	
伤湿止痛膏	2个	瘀伤、扭伤	
冰袋	1个	瘀伤、肌肉拉伤或关节扭伤	
止血带	2个	止血	
三角巾	2包	受伤的上肢、固定敷料或骨折处等	
高分子急救夹板	1个	骨折处理	
眼药膏	2支	处理眼睛	有效期内
洗眼液	2支	处理眼睛	有效期内
防暑降温药品	5盒	夏季防暑降温	有效期内
体温计	2支	测体温	
急救、呼吸气囊	1个	人工呼吸	
雾化吸入器	1个	应急处置	
急救毯	1个	急救	

应急药箱设置数量和要求可参考《工作场所防止职业中毒卫生工程防护措施规范》规定,对有剧毒物质的工作场所,要配备有解毒剂和急救药品的急救箱(柜)。车间人数≥150人时应按每150人至少设置一个急救箱(柜)。急救箱(柜)中除规定的急救用品外不得存放其他物品,并且应由有急救治疗合格证书的专人负责保管,该人员在工作时间不得离开岗位。

6) 应急职业病防护用品:主要是指呼吸器、防护服、眼镜、手套等,以及呼吸器的选择使用(见第二章第六节内容)。

(3) 职业卫生应急机构和人员配置:生产或使用有毒物质的、有可能发生急性职业病危害工业企业的劳动定员设计应包括应急救援组织机构(站)编制和人员定员。应急救援机构(站)可设在厂区内的医务所或卫生所内,设在厂区外的应考虑应急救援机构(站)与工业企业的距离及最佳响应时间。应急救援组织机构急救人员的人数宜根据工作场所的规模、职业性有害因素的特点、劳动者人数,按照$0.1\%\sim5\%$的比例配备,并对急救人员进行相关知识和技能的培训。有条件的企业,每个工作班宜至少安排1名急救人员。

(4) 职业病危害事故调查处置:用人单位在发生或者可能发生急性职业病危害事故时,当立即采取应急救援措施和临时控制措施,及时组织抢救病人。采取的紧急措施如下。

1) 现场紧急措施:应当立即切断危害源,启动应急预案,采取应急救援和控制措施,对受伤人员及时组织现场急救或转送医院抢救。停止作业、控制现场,防止事态扩大,疏通应急撤离通道,撤离作业人员,组织泄险,将事故危害降到最低程度;组织控制职业病危害事故现场,保留导致职业病危害发生的材料、设备、工具。

2) 报告：发生职业病危害事故后，用人单位应立即向所在地卫生行政部门、疾病预防控制中心、用人单位主管部门报告。报告内容应包括事故发生的时间、地点、发病情况、伤亡人数、可能的原因、已采取的措施、发展趋势。

3) 配合事故调查组进行事故调查处理：按照要求如实提供事故发生情况、有关材料和样品，不得拒绝、隐瞒或提供虚假证据或资料，不得阻碍、干涉事故调查组的现场调查和取证工作，认真落实事故调查组要求的各项措施。

4) 严格落实防范事故再次发生的改进措施和整改意见。

（三）帮扶目标

职业卫生应急救援可以帮助快速响应突发事件，并为受害者提供有效的抢救措施。制定职业卫生应急预案能降低事故发生的可能性，减少职业卫生事故隐患。用人单位应完成以下事项（见下文"帮扶示例"）。

（1）建立健全急性职业病危害事故应急救援预案，且预案内容全面，具有可操作性。

（2）定期、规范开展职业卫生应急演练、评估和总结。

（3）完善职业卫生应急设施设备的配置，并规范使用、维护、保养，确保其正常运行。

（4）完善急性职业病危害事故处置、报告和遭受急性职业病危害劳动者的救治措施。

（四）帮扶示例

1. 高温中暑应急救援预案示例

高温中暑应急救援预案（示例）

1. 目的

为了在生产中发生中暑事故时遵循"保护人员安全优先，防止和控制事故的蔓延为主；统一指挥、分级负责、区域为主、单位自救与社会救援相结合"的原则，为达到控制事故、有效地抢救伤员、减少事故损失、防止事故扩大的目的，特制定本救援预案。

2. 适用范围

本预案适用于×××有限公司中暑事故的应急救援。

3. 应急救援事故事件范围及事故特征

事故范围：中暑安全事故发生。

事故特征：中暑属于突发性安全事件。一般以暑季为高发期，或是通风条件差的高温场所。中暑前一般会出现胸闷、头晕、口渴、呼吸不畅、无力等征兆。

4. 应急预案组织

（1）领导小组：项目部成立高温中暑应急救援领导小组，统一对本标段中暑事故工作的人员、机械、车辆、物资进行指挥、调度，做到分工明确、纪律严明。应急救援领导小组组织机构如下。

组　长：×××（总经理）

副组长：×××（采购部）

组　员：×××（行政部），×××（仓储部），×××（财务部），×××（质检部），×××（生产部），×××（业务部）

（2）职责分工

组长：根据现场的危险等级、潜在后果等，决定本预案的启动。负责应急救援期间各单位的运作协调，部署应急策略，保证应急救援工作的顺利完成。指挥、协调应急救援程序行动及对外消息发布。事故或突发事件超出公司处置能力时，向总公司应急救援机构发出救援申请。

副组长：协助总指挥组织或根据总指挥授权，指挥完成应急救援行动。向总指挥提出应采取的减轻事故后果的应急程序和行动建议。协调、组织应急行动所需人员、队伍和物资、设备调运等。

×××（行政部），×××（仓储部）：协助组长对应急事件的信息进行收集、整理以及对外联络等日常工作。

×××（财务部），×××（质检部）：负责妥善处理、保护现场等工作，采取有效措施防止事态进一步扩大。

×××（生产部），×××（业务部）：负责对应急情况下所需要投入的人员及物资调配立即进行落实。

5. 应急处置

根据事故现场情况及应急救援指挥组职责，按照本预案应急组织、机构与职责中各专业处置组的职责要求，迅速组织力量展开工作。

（1）先兆中暑和轻度中暑者处置措施

1）迅速将中暑者移至阴凉、通风的地方，同时垫高头部，解开衣裤，以利呼吸和散热。

2）用湿毛巾敷头部或用冰袋置于中暑者的头部、大腿根部等处。若病人能饮水时，可给病人饮水中加入少量食盐。

3）必要时就医。

（2）重度中暑者处置措施

1）现场紧急救治病人：①现场人员将中暑人员移至阴凉、通风的地方，同时垫高头部，解开衣裤，以利呼吸和散热；用湿毛巾敷头部或用冰袋作简单的降温处理；根据病情采取相关急救措施，保持病人生命体征。②立即报告公司应急指挥中心和医务室，厂医紧急施救。③立即联系车辆，由救护组送至医院，或直接拨打120急救。

2）现场采取紧急控制措施：现场采取有效控制措施，避免新发病例。

3）及时报告：尽快将事件报告所在地卫生行政部门和有关部门。

4）注意事项：①中暑后不要大量饮水，采用少量、多次的饮水方法，每次以不超过300 mL为宜，切忌狂饮。②不要给中暑者食用生冷瓜果和油腻食物，以免引发其他病症。

6. 周边可用资源及联系方式

见表 11-1。

表 11-1 周边可用资源及联系方式

序号	周边资源	联系方式	用途
1	匪警	110	治安事件报警救援
2	火警	119	火灾事故
3	医疗	120	人员伤亡急救和救援
4	道路事故	122	道路事故报警
5	气象	121	气象信息
6	查号台	114	电话号码查询

第三章

中小微型企业职业健康帮扶的过程管理

中小微型企业职业健康帮扶实施的过程一般分为准备阶段、实施阶段、验收评估阶段。中小微型企业职业健康帮扶的效率和成效与项目管理技术息息相关,项目管理技术在中小微型企业职业健康帮扶工作中起着非常重要的作用,贯穿整个项目实施的过程。

第一节　中小微型企业职业健康帮扶准备阶段

一、确定帮扶对象

中小微型企业职业健康帮扶的工作原则是政府主导、部门协作、企业自主。为确保亟需帮扶的企业能尽快接受帮扶,我们分别从工作场所危害状况、职业人群健康状况和职业健康管理情况等方面设定被帮扶企业的遴选标准。具有以下情形之一的中小微型企业可以纳入政府购买服务帮扶企业名单,或者企业自主委托第三方进行托管式帮扶服务。

(1) 3 年内有与接触粉尘、化学毒物和噪声等职业病危害因素相关的新发疑似职业病或确诊职业病病人的工业企业。

(2) 3 年内受到职业健康执法单位行政处罚的,整改后不达标的工业企业。

(3) 3 年内最近一次职业病危害因素检测中存在粉尘、化学毒物或噪声危害因素浓(强)度超标情况的工业企业。

(4) 3 年内未开展职业病危害因素定期检测的工业企业。

(5)《上海市中小微型企业职业健康帮扶评估表(试行)》(见附件)评估得分 70 分以下的工业企业。

二、建立帮扶工作机制

承担帮扶实施的单位需要成立帮扶专项工作小组和专家组,明确项目负责人主要职责和各成员职责分工,全面负责职业健康帮扶工作的组织实施,与被帮扶企业建立工作联系机制。专家组成员须覆盖卫生和工程等专业。

1. 项目负责人的职责　对项目推进和组织调度实施全过程管理,确保项目实施过程顺利进行;负责健全的质量保证体系,确定本项目质量目标,同时建立和实施质量责任制,确保各项活动的正常展开;项目负责人负责项目的组织指挥,优化本项目资源配置,保证本项目管理体系的有效运行及所需人力、财力、物力等资源的合理配置;负责处理项目实施过程中的重大紧急事件,并及时向公司报告等工作;对服务内容进行总结,并形成成果报告。

2. 项目实施小组的职责 对本项目资料收集、现场勘探、企业职业病防治现状核查与风险评估、帮扶方案、帮扶方案实施、服务成果验收等工作直接负责。

3. 专家组的职责 对本项目的实施进行专业的咨询、理论指导和技术支持,对工作提供决策的建议;对服务的质量、进度等进行指导。协助项目负责人总结帮扶过程中的帮扶经验和帮扶模式,以及在项目开始前确定相关学术研究的范围及内容。

4. 后勤保障组的职责 为项目负责人、实施小组以及专家组提供项目实施后勤保障,以及项目负责人交办的其他事项(图3-1-1)。

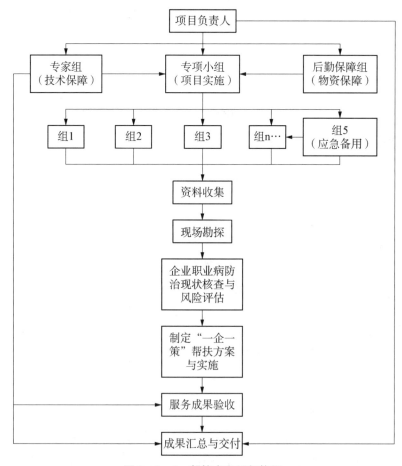

图3-1-1 帮扶方组织架构图

第二节　中小微型企业职业健康帮扶实施阶段

一、项目实施前期准备

(一) 项目培训会

项目实施前组织开展项目人员培训会,宣传贯彻帮扶项目内容、各自分工、实施步骤、帮扶的要点、注意事项以及项目实施过程中可能存在的难点,调查表单填写的规范性,视频照片等影像拍摄的技巧以及要求等内容,确保帮扶工作流程的规范性、帮扶工作内容的完整性。

(二) 资料收集与准备

帮扶小组与企业建立沟通机制,对企业进行资料收集,可以通过电话以及邮件的形式进行,说明企业需要配合的内容,并说明需要提供的时间节点,以及将职业卫生相关的制度、档案备好方便后面的帮扶。对于少部分企业对需要提供的资料有疑问或者无法提供,则小组成员提供"点对点"指导,如果数量较多的企业(10 家以上)无法提供,则使用线上会议工具(如腾讯会议、钉钉等)进行"线上聚集式"指导,如有必要进行线下指导。采取"线上＋线下"的模式对企业基本信息进行初步收集,如企业介绍、企业组织架构、企业生产状况等。组织专业技术人员进行现场调查,并收集被帮扶企业的职业病防治相关资料,主要包括但不限于以下内容。

(1) 设置或者指定职业卫生管理机构或组织、人员配置及培训情况。

(2) 职业卫生管理制度和操作规程的建立、落实及公布情况。

(3) 建设项目职业病防护设施"三同时"制度落实情况,工作场所职业病危害项目申报情况。

(4) 工作场所职业病危害因素检测、评价及结果报告和公布情况。

(5) 职业病防护设施、应急救援设施的配置、维护、保养情况,以及职业病防护用品的发放及劳动者佩戴使用情况。

(6) 职业病危害因素及危害后果警示、告知情况。

(7) 劳动者职业健康监护情况。

(8) 职业病危害事故应急预案和报告情况。

(9) 提供劳动者健康损害与职业史、职业病危害接触史等的相关资料情况。

(10) 疑似或确诊职业病病人保障情况等。

二、帮扶企业现状评估

(一) 现场勘探

在资料收集后,小组对资料进行整理分析,梳理企业职业健康管理存在的主要问题,并与企业确定现场勘探时间。邮件通知企业需要准备好"在目前管理状态下"已有的职业卫生档案资料等,现场需要参与的人员(企业负责人、职业卫生管理人员等),实施小组对职业病防治管理措施,职业病危害项目申报,建设项目职业病防护"三同时"制度,工作场所职业卫生条件,职业病危害因素日常监测、检测和评价,职业病防护设施和职业病防护用品、生产技术、工艺、设备和材料,职业病危害告知,职业卫生宣传教育培训,职业健康监护,应急救援和职业病危害事故处理等职业健康帮扶评估12个维度进行现场调查,并形成职业卫生现场现状摸底实施方案。

(二)评估

结合现场调查和资料查阅,评估被帮扶企业职业病防治主体责任落实情况以及工作场所职业危害现状,全面了解被帮扶企业职业健康管理情况。对照《上海市中小微型企业职业健康帮扶评估表(试行)》逐一梳理帮扶企业职业病防治工作存在的问题,并进行核查与评估,完成《上海市中小微型企业职业健康帮扶评估表》(试行)初评和评估报告。

在对被帮扶企业完成职业健康风险评估后,对现场存在的问题形成简易汇报PPT,与企业负责人、管理人员进行沟通和汇报,确定整改和帮扶方案,并告知其下一步的工作,将比较紧急的如职业健康监护、职业病危害因素检测与评价、工程防护设施的改进、应急设施与职业病防护用品的购买等提前告知,让其提前准备。溯源/留痕记录、服务过程记录单(表3-2-1)、末次会议PPT、末次会议签到表、整改帮扶初步方案。

表3-2-1 服务过程记录单(示例)

项目名称 (编号)			
服务内容	1. 目前职业卫生管理现状: 2. 档案现状: 3. 作业现场发现的问题: 4. 亮点和优点: 5. 难点:		
服务日期		现场工程师签字	陪同人签字

(三)制定企业帮扶方案

根据评估过程发现问题,组织专家及被帮扶企业共同制定"一企一策"帮扶方案与实施计划。明确帮扶内容、方式和频次等,帮助中小微型企业全面落实职业病防治主体责任。帮扶内容如下。

(1)协助企业建立健全职业病防治组织体系和管理制度。

(2)指导职业病危害项目申报。

(3)指导建立职业卫生档案台账。

(4)指导改善工作场所作业环境和职业病防护设施及职业病防护用品的正确配备及使用。

(5)帮扶开展职业病危害因素检测和评价。

(6)帮扶开展职业卫生宣传教育培训。

（7）指导和组织开展职业健康监护工作。

（8）指导企业妥善安置疑似或确诊职业病病人等。

（四）开展企业帮扶指导

承担帮扶实施的单位在1个月内完成对帮扶企业的资料收集和现状评估,根据评估发现问题,帮扶方与被帮扶企业进行沟通与协商,共同制定"一企一策"帮扶方案与实施计划,拟进行以下帮扶步骤。

步骤一:对目前存在的管理问题进行纠正。指导企业建立健全职业健康管理体系,合理配置职业病防护设施和职业病防护用品,规范开展职业卫生培训,正确申报职业危害项目,定期开展工作场所职业病危害因素检测与评价,组织开展接害劳动者职业健康检查,妥善安置疑似职业病或职业病病人等,帮助中小微型企业全面落实职业病防治主体责任。

步骤二:增加教育,改变认知,帮助企业建立职业卫生教育培训体系。

步骤三:改变行为,培养习惯,每月进行1次帮扶指导(线上或线下),协助企业管理者规范职业健康管理工作,帮助劳动者树立职业健康保护意识,改变不良工作行为习惯。对于因工程防护设施不到位引起的工作场所职业病危害因素超标问题,可找专业机构进行指导。

步骤四:过程跟踪,定期自评估,持续改进。

第三节　中小微型企业职业健康帮扶质控与验收评估阶段

项目过程质控与验收是指在项目的执行过程中针对项目进度、质量等方面进行控制和监督,确保项目按照计划和要求得以顺利进行,达到预期的项目目标。

一、质量控制

为了进一步规范中小微型企业职业健康帮扶工作,提高中小微型企业职业健康帮扶效果的科学性、指导性,同时保障中小微型企业职业健康帮扶工作的进度,在项目实施过程中应及时开展质量控制工作。质控工作由技术指导组制定质控方案,并按照防治组织专业人员对已帮扶工作开展质量抽查和技术指导,掌握帮扶工作进展,对帮扶过程中出现的问题及时反馈,进行纠正和解决。

针对项目的具体需求和目标,明确质量、进度等方面的要求和目标,作为项目过程质控的目标和参考。中小微型企业职业健康帮扶质控内容包括管理过程质控和阶段效果质控。具体指标如下。

（一）管理过程性指标

（1）现场帮扶工作记录:包括工作会议、现场指导的服务过程记录及影像资料。

（2）中小微型企业职业健康帮扶评估表及时完成率:100%。

（3）企业职业健康帮扶方案制定率：100％。

（4）现场指导频次：不少于1次/月。

（5）培训次数：不少于1次/季度。

（二）阶段效果指标

（1）帮扶企业纳入准确率：100％。

（2）企业帮扶评估结果错漏率：<10％。

（3）企业职业健康帮扶评估结果得分错误率：<10％。

（4）实施方案制定全面性：>95％。

二、验收评估

中小微型企业职业健康工作验收评估可以分为两个内容，一方面是对被帮扶企业完成《上海市中小微型企业职业健康帮扶评估表》（试行）（见附件）末次评估，得分80分以上且关键项均符合为该企业职业健康帮扶工作通过验收。另一方面是对整体帮扶项目进行评估，成效评估工作包括资料评估、现场评估、综合评估等程序。评估指标包括被帮扶企业的实际完成率100％、评估合格率100％、及时完成率≥100％、被帮扶企业的违法查处率0％、投诉率≤5％等（表3-3-1）。

表3-3-1　中小微企业职业健康帮扶工作项目评估表（示例）

项目单位：	项目名称：				项目评分：
评估内容	评分标准（分数），满分100			专家评分	备注
一、项目完成情况（45）					
1. 帮扶完成情况	全部完成(15)	大部分完成，≥90％(10)	基本完成，≥70％(6)	未完成，<70％(0)		未完成将不予通过验收
2. 验收合格情况	全部符合(15)	大部分符合，≥90％(10)	基本符合，≥70％(6)	未达标，<70％(0)		未达标将不予通过验收
3. 项目及时率	完全符合(10)	基本符合，延后1个月以内(5)	不符合，延后1个月以上(0)			不符合将不予通过验收
4. 帮扶对象事后监管情况	查处率≤0％(5)	查处率≤5％(2)	查处率>5％(0)			查处率＝（存在违法行为企业数/接受职业健康帮扶的中小微型企业）×100％
二、项目效益分析（35）					
1. 帮扶成效	非常明显(15)	较明显(10)	一般(6)	不明显(0)		项目管理效益、经济效益、社会效益等

续　表

评估内容	评分标准(分数),满分100				专家评分	备注
2. 帮扶对象满意度	投诉率≤0%(10)	投诉率≤3%(6)	投诉率≤5%(3)	投诉率>5%(0)		投诉率=(有投诉发生的企业数/接受职业健康帮扶的中小微型企业数)×100%
3. 帮扶经验与帮扶模式总结	非常好(10)	较好(8)	一般(4)	不理想(0)		帮扶过程中提供资料的科学性、实用性;帮扶模式的探索总结等
三、项目管理(20)						
1. 项目组织协调	非常好(10)	较好(8)	一般(4)	不理想(0)		
2. 管理规范性	非常到位(6)	较到位(4)	一般(2)	不到位(0)		帮扶过程文件资料的整理、归档
3. 报表/报告报送	及时准确(4)	较及时(2)	一般(1)	不理想(0)		项目报表/报告
四、项目验收结论(在选项上直接"√")						
总体评估情况	完全通过(优秀)	基本通过(良好)	待完善后通过(合格)	不予通过(不合格)		优秀,=90良好,89~70合格,69~60不合格,<60
专家评审意见:						
专家签名				日期		

项目评估后,应全面梳理帮扶工作存在问题和取得成效,总结经验,针对存在的问题和薄弱环节,进一步加强政策支持和部门协作,优化完善职业健康帮扶模式,并树立中小微型企业帮扶典型,发挥示范引领作用,持续推进中小微型企业职业健康帮扶工作。

第四节　中小微型企业职业健康帮扶的项目管理技术

一、项目管理技术应用原因

中小微型企业职业健康帮扶工作一般分为准备、实施、验收3个阶段。职业健康帮扶工作效率和成效与项目管理技术息息相关,贯穿整个项目实施的过程。项目管理技术种类很多,如德尔菲技术、名义小组技术、进度网络分析、关键路径法(critical path method,CPM)、资源优化技术、蒙特卡洛分析、进度压缩、PDCA(plan-do-check-act)循环、塔克曼阶梯理论、计划评审技术(program/project evaluation and review technique,PERT)、矩阵组织技术、工作分解结构(work breakdown structure，WBS)、责任矩阵(responsibility matrix)等。将项目管理技术运用到中小微型企业职业健康帮扶工作阶段中，可以尽早制定项目的任务组成，合理安排各项任务的先后顺序，有效整合资源，避免资源和时间的浪费，从而保证在项目准备阶段统筹把控，实施阶段中有效有序，在项目验收阶段保质保量。

二、项目管理技术在准备阶段的应用

中小微型企业职业健康帮扶准备阶段前期主要使用的项目管理技术为工作分解结构(WBS)、职责矩阵(RACI)等，主要应用在项目专项组的搭建和帮扶工作分解。

(一)项目专项组的搭建及职责分工

使用职责矩阵(RACI)明确项目组团队的分工和职责以及汇报对象。项目组织结构从项目分工和项目性质可以划分为职能型组织、项目型组织、矩阵型组织，帮扶项目实施者为项目型组织。项目专项组由项目负责人、专家技术组、专项实施组、后勤物资保障组等组成。项目负责人进行全局调度与项目推进；专家技术组负责提供技术支持；专项实施组负责项目开展实施；后勤保障组负责提供后勤保障；汇报对象接受项目全过程进度汇报以及成果验收。项目专项组职责矩阵(RACI)分工见表3-4-1。

表3-4-1　项目专项组职责矩阵(RACI)

工作内容	项目负责人	专项实施组	专家技术组	后勤保障组	汇报对象
对帮扶工作推进和组织调度实施全过程管理	A	R	C	I	I
建立质量保证体系	A	R	C	I	I
保障及优化人力、财力、物力等资源配置	A	—	—	R	—
负责处理重大紧急事件	A	—	R	I	I
对帮扶工作进行理论指导和技术支持，并提供决策的建议	A	I	R	I	I
全面开展帮扶工作	A	R	C	I	I
负责前期收集企业资料、现场勘探及职业病防治现状核查与风险评估	A	R	C	I	I
编制"一企一策"帮扶方案	A	R	—	I	I
帮扶方案实施	A	R	C	I	I
成果验收	I	I	I	—	R
提供项目实施后勤保障	A	I	I	R	I

注：R，Responsible 执行；A，Accountable 批准；C，Consulting 顾问；I，Inform 知情。

(二)帮扶工作任务分解

工作分解结构(WBS)作用在于明确项目范围、确定工作内容和工作顺序，保证项目的进度和质量，控制成本。利用 WBS 将中小微型企业职业健康帮扶工作实施过程进行逐层分解，分解成更小、更便于管理的工作单元，根据分解后的工作单元制定详细的时间进度计划、费用估算和资源安排，为各工作单元分配项目人员，并制定相应的工作任务。中小微型企业职业健康帮扶工作分解见表3-4-2。

表 3-4-2 中小微型企业职业健康帮扶工作分解表

工作阶段	工作单元	工作子单元
项目准备阶段	启动会阶段	项目内部启动会
	实施方案编制阶段	项目专项组的搭建及职责分配
		服务过程受控表单选用
		实施进度表编制
	实施方案宣贯阶段	实施方案内部宣贯会
	人员培训阶段	职业健康风险评估及项目管理等培训
	任务分配阶段	确定帮扶名单,专项实施组接受任务分配
项目实施阶段	沟通机制建立阶段	电话预约
		建立帮扶企业沟通机制
	帮扶实施查漏阶段	外部启动会
		现场勘探
		风险评估
		末次会议
		总结及资料评估
		"一企一策"帮扶方案的编制与审核
	帮扶实施补缺阶段	"一企一策"帮扶方案的实施
		对企业进行月度检查
		职业病危害日常管理指导
		总结及资料评估
	帮扶实施提升阶段	查看企业整改落实情况,持续追踪
		对企业进行月度检查
		职业卫生教育与培训
		总结及资料评估
	过程质控阶段	区级、市级疾控过程质控
	汇总及分析阶段	被帮扶企业整改前后风险评估
		被帮扶企业满意度调查总结
		总结及资料评估、成果递交
项目验收阶段	验收阶段	区级、市级疾控验收

三、项目管理技术在实施和验收阶段的应用

在中小微型企业职业健康帮扶工作实施和验收阶段可以采用的项目管理技术有关键路径法(CPM)、PDCA循环、资源优化技术、进度压缩、甘特图等。关键路径法主要控制项目结果,资源优化技术和进度压缩主要控制项目进度,PDCA循环主要把控项目质量。

(一) 关键路径的应用

以帮扶项目需要取得的结果(终端路径)为导向,可以在前期工作分解的基础上,分析不同工作单元完成所需要的时间,将各单元所用时间进行纵向相加,得出帮扶工作所需要的总时间。根据项目的总时间进行优先级判断,考虑各个环节中有可能出现的问题,得出单元块的最优时间。用各项目单元块的最迟完成时间减去各个单元块的持续时间,可以得

到各单元块的最迟开始时间。得出时间差额后,分析各种情况的耗费时间与耗费资源,确定最优关键路径。

(二)资源优化技术和进度压缩的应用

针对实际进度落后或超前于计划进度的实施环节,可通过资源优化对其后续工作进行调整。进度计划调整应对关键阶段、重要线路进行优先调整;进度压缩是针对实际进度落后于计划进度的情况时,通过减少后续非关键或具备压缩余地的工作持续时间来调整进度偏差,确保帮扶工作全部按计划完成。资源优化是针对实际进度超前的情况,将超出的时间用来对较紧的工作阶段持续时间进行调整,提高帮扶项目的质量。

中小微型企业职业健康帮扶工作在实施阶段,结合企业职业健康管理现状、负责人和管理人员意识、现场情况等多方面因素,将被帮扶企业初步分为 A～E 这 5 个帮扶难易等级。通过对被帮扶企业帮扶难易程度的分级分类,对每家企业的帮扶时间、频次进行测算,在进度计划动态管控中,合理分配时间和资源。

在中小微型企业职业健康帮扶风险评估时将检查项目进行赋分和量化,把每项帮扶工作的难易程度分为 6 个等级,用数字 0～5 进行概况。帮扶前未符合项或者合理缺项的赋值为 0 分,对于不符合项或者基本符合项有 4 种赋分情况,企业在帮扶方提醒下可独立完成整改的赋值为 1 分,在帮扶方协助下可完成整改的赋值为 2 分,在帮扶方完全帮助的情况下才可完成整改的赋值为 3 分,在提醒和协助的情况下仍无法达到符合标准的赋值为 4 分,明确回复无法完成(或无计划)的赋值为 5 分。将检查项目赋值进行汇总求和,总分值越高,表示该企业符合法规要求需要帮扶方更多的时间和精力。

(三)PDCA 循环的应用

中小微型企业职业健康帮扶实施进度与管理是动态发展的过程,在项目实施进度计划管理过程中必须进行全过程的跟踪与管理,将 PDCA 循环应用于整个项目,不断地对帮扶实际进度情况与计划进度是否偏离进行比较分析,还需要根据资源情况不断优化和调整项目进度计划,实现一个循环的、动态的管理过程,以确保项目实施预期目标的顺利实现。在项目前期主要进行项目策划为"P";按照项目策划实施为"D";定期对项目进行检查汇总和过程质控为"C";按照检查汇总以及过程质控中发现的问题进行改进与完善为"A"。PDCA循环可以使整个帮扶项目不断地持续改进,使各项质量管理工作有序向预定目标发展,确保帮扶项目质量管理工作处于可控和在控的状态。

第四章

中小微型企业职业健康帮扶的辅助工具

《国家职业病防治规划（2021—2025年）》中"中小微型企业职业健康帮扶行动"预期产出提到"开发中小微型企业职业健康管理辅助工具"。中小微型企业职业健康帮扶辅助工具是指针对中小微型企业开发的帮助企业管理职业健康的信息化工具。包括职业健康信息查询平台、职业健康帮扶风险评估平台、档案管理平台、职业健康培训平台等一系列的资源，为中小微型企业提供所需要的专业知识和技能，帮助企业在职业健康管理方面进行规范化操作。

第一节 中小微型企业职业健康帮扶的辅助工具设计

一、辅助工具的设计目标

打通职业健康管理各环节之间的数据和管理通道，形成一个完整的职业健康管理环路。具体目标为设计出具备完善的职业健康知识库、职业健康风险评估、职业健康电子档案、职业健康教育与宣传、闹钟提醒等功能的专业软件。辅助工具重点关注预防和控制工作中的职业病危害，保护员工的身体健康以及帮助企业打造良好的健康文化。辅助工具可以由职业健康咨询机构、政府和行业协会等提供，并通过网站、学习平台等方式向中小微型企业提供普及性和开放性的帮助服务。

辅助工具可实现中小微型企业职业健康全过程信息化管理与应用，并打造贯通不同知识库的统一检索平台，为职业病防治工作提供信息数据支撑，方便管理人员快捷检索查找所需的工作资料，极大减少中小微型企业职业卫生管理人员的工作量，提高工作效率，实现传统工作模式向科学化、规范化、信息化模式转变。

二、辅助工具的设计原则

依据《职业病防治法》《工作场所职业卫生管理规定》等法律、法规以及标准、规范，保证职业健康帮扶工具的科学性；遵循统一规划、统一设计、统一标准原则，确保职业健康帮扶工具先进、经济、适用、安全、可靠；采用国际通用的软件开发标准和开发工具，确保工具的开放性和较高的可维护性，充分考虑系统的可扩展性，以适应不断发展的业务需求，充分保护现有软硬件和数据资源。

第二节　中小微型企业职业健康帮扶的辅助工具的功能与结构

职业健康帮扶工具系统结构可由基础信息、职业健康数据检索、职业健康管理风险评估、职业卫生档案管理、职业健康教育与培训等功能模块组成,功能模块相互连接,组成一条紧密的职业健康管理链条,可实现职业健康防治自查、月度检查、员工建档、职业卫生档案管理、职业健康培训、作业分级、合同告知、智能问答及闹钟提醒等功能。

一、基础信息模块

基础信息管理模块由企业基本信息和职业卫生管理信息两部分组成。企业基本信息主要包括企业名称、社会信用代码、投产日期、企业总人数、行业代码等;职业卫生管理信息包括近 3 年改扩建时间,最近一次职业病危害因素定期检测、评价,职业病危害项目申报时间等内容,作为后续职业健康管理风险评估模块的基础数据。

二、职业健康数据检索模块

将职业卫生标准及技术数据统一进行收集整理,通过多种方式,按照加工、录入、审核、发布等流程对数据进行整合,建立职业健康数据库。职业健康数据库包括查询及分级两大模块。查询模块主要包括国家及地方的职业健康法律、法规、标准规范以及相关指导文件查询、行业代码查询、职业病风险分类查询、职业健康体检查询、限值查询、化学品毒性、高毒物品查询等检索数据库,通过统一的职业健康数据管理,用户可以快速检索查询。分级模块主要包括生产性粉尘作业分级、生产性毒物作业分级、噪声作业分级、高温作业分级,目的是在综合评估工作场所卫生状况、健康危害程度、劳动者接触程度的基础上进行作业分级,根据分级结果判断应采取的相应预防控制措施。

三、职业健康管理风险评估模块

职业病防治工作是一项系统的且全员参与的工作,在进行中小微型企业职业健康风险评估前,基于分组管理思想,线上建立职业健康防治领导小组。根据职业病防治小组的职责划分和分级管理原则,对各级管理者分别进行授权,操作不同的功能模块和访问不同区域的数据集。结合《上海市中小微型企业职业健康帮扶评估表(试行)》,将12 大项职业健康管理类别嵌入,各部门管理人员根据职业卫生管理人员所分配的检查项目评估权限,分别在其客户端或电脑端进行职业病风险自查,后台汇总评估数据,最后自动生成分数,形成上海市中小微型企业职业健康帮扶评估表、不符合项整改表、合理缺项表,通过 Excel 导出数据。

四、职业卫生档案管理模块

职业卫生档案管理模块基于企业职业卫生日常管理过程中记录的表单以及资料档案

台账的归档进行信息化而开发,将职业卫生档案纸质化的管理方式转换为数字化的管理方式,利用信息化技术对职业卫生档案进行整理、存储、查询、分析和监测等操作。目的在于使企业职业卫生档案的管理无纸化、便捷化、系统化,具有以下几个优点。

(1)提高档案管理效率:数字化管理方式可以快速稳定地存储和查找大量的数据,并能够在较短时间内完成数据分析等操作。

(2)实现档案信息共享:管理系统中职业卫生档案信息可以与不同科室在线共享,有利于工作协作,大大节省了工作时间。

(3)保护档案信息安全:数字化档案管理系统可以为档案信息提供更加细致的权限管理,从而保证档案信息的安全性。

(4)便于数据分析:数字化档案管理系统可以对职业卫生档案信息进行数据在线分析和处理,从而更好地评估职业健康风险和推进卫生管理。

(5)实现档案信息追溯:数字化档案系统中档案信息可以追溯至档案建立的时间,维护更加准确的工作记录。

五、职业健康教育与培训模块

职业健康教育与培训平台是为提升中小微型企业职业人群的健康意识、预防职业病、提高职业健康管理与防治水平而建立的在线学习平台。平台通常提供健康知识普及,如预防职业病和推广健康生活方式的话题;提供不同行业职业病防护的专业课程,以及其他与职业健康安全相关的培训课程;提供职业健康管理和体检方案,以帮助职场人员了解自身身体状况并且预防职业病;提供在线咨询和交流平台,为劳动者或管理者提供解答问题和交流经验的机会。

第五章

中小微型企业职业健康帮扶的建设实例

第一节 （杨浦区）上海某绿色工程有限公司职业健康帮扶典型案例

一、企业基本情况

上海某绿色工程有限公司(简称"某绿色工程公司")成立于1997年,从事工业废水、生活污水、工业纯水、工业循环水加药及控制系统等水处理工程,为业主(以下称甲方)提供咨询、设计、制造、施工、调试、维护等服务。

企业员工278人,其中接害人数165名,在工业废水及生活污水第三方运营管理过程中可能涉及的主要职业病危害因素为氨、硫化氢、硫酸、盐酸、苯、甲苯、氢氧化钠、其他粉尘、噪声等。该公司行业类别为"N7729其他污染治理",职业病危害风险分类属于"一般"。存在职业病危害因素的工作场所分布于全国多个区域,员工驻场运维。

该公司职业健康工作与甲方协调分工管理。甲方负责建设项目职业病防护设施"三同时",工作场所职业病危害因素检测与评价,用人单位职业病危害现状评价,职业病防护设施检维修管理;该公司负责劳动者上岗前职业健康安全教育培训,职业健康检查,职业病防护设施检维修台账和检维修记录等职业卫生档案管理。

二、帮扶前职业健康管理工作存在的问题

该公司职业健康管理存在的突出问题是与甲方职业健康管理职责分工不清晰,公司内部的职业健康管理也存在制度不完善、缺乏系统管理、职业健康监护管理落实不到位等(表5-1-1)。

表5-1-1 上海某绿色工程有限公司职业健康管理工作现状

序号	项目内容	帮扶前存在的问题
1	职业病防治管理措施方面	无职业卫生管理机构成立文件,无职业卫生管理人员任命书;未制定年度职业病防治计划与实施方案;未制定职业卫生管理制度和操作规程;未建立职业健康管理档案

序号	项目内容	帮扶前存在的问题
2	职业病防护设施和职业病防护用品方面	未建立个人职业病防护用品发放台账及领取记录
3	职业病危害告知方面	未与劳动者签订职业病危害合同告知书;工作区域存在警示标识缺失、部分警示标识未张贴在醒目位置
4	职业卫生宣传教育培训方面	主要负责人有接受职业卫生培训,有职业卫生培训证书,但职业卫生培训学时无法满足要求;职业卫生管理人员目前未接受过职业卫生培训,无职业卫生培训证书;未按照规定定期对在岗期间的劳动者进行职业卫生培训
5	职业健康监护方面	未按要求安排需要复查的人员进行复查。未按要求将职业健康检查结果书面告知劳动者,未签字确认
6	职业病危害事故应急救援方面	未建立高温中暑急性职业病危害事故应急救援预案,未进行高温中暑应急演练,未建立应急救援设施台账

三、帮扶主要做法

结合该公司职业病危害分布广、流动性大、职业健康管理工作涉及甲方多、部门多的特点,帮扶实施单位因势利导,指导该公司首先与甲方协调明确双方职业健康工作职责分工,完善内部联动工作机制,建立电子档案,开展线上培训,全方位排查隐患,治理职业病危害。

(一)明确职责分工,规范职业健康管理

1. 与甲方进一步明确职业病防治职责分工　与甲方梳理职业健康日常管理内容,双方签订职业健康管理协议,进一步明确职业健康管理工作双方职责,避免管理中可能存在的盲点和缺漏项。同时明确与甲方协作方式,及时获取职业病危害数据的准确性和时效性。

2. 帮扶该企业进一步完善职业健康管理体系　该公司内部成立了由总经理担任组长的职业卫生工作领导小组,明确职业卫生管理机构和部门职责分工,落实职业卫生管理制度、年度职业病防治计划和实施方案。完善职业卫生工作沟通机制,定期召开职业卫生工作协调会,多部门联动,全面推进职业卫生工作的开展。

(二)建立电子档案,实现职业健康管理全覆盖

1. 建立电子档案　帮助该企业设计、建立电子档案,定期进行资料收集、汇总、分类,实现了职业健康培训、职业病防护用品、职业健康监护、职业病危害因素检测与评价工作的信息化管理,极大地提高了职业健康管理工作的效率(图5-1-1)。

2. 开展线上职业健康培训　辅导企业建立线上职业健康培训,对劳动者进行线上教育、考核、记录、评估等。建立并优化职业健康培训体系,根据企业接触危害因素的种类实施针对性的培训课程。通过以上措施,为该公司职业健康培训工作提供了便利。

(三)实施隐患排查,加强现场职业病危害治理

1. 完善工程防护设施　辅导该企业进行全方位的隐患排查,对产生的噪声、硫化氢、氨

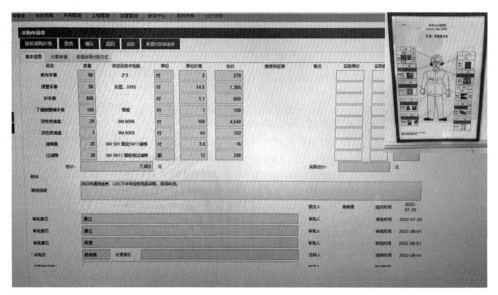

图 5-1-1 某绿色工程公司职业病防护用品采购记录与佩戴示意图

等职业病危害因素的污水处理间压滤区域进行工程防护。使用隔声玻璃对作业区域进行隔断，有效地阻隔或削减噪声的传播；设置局部排风设施将压滤过程中产生的硫化氢、氨等危害因素进行收集处理后高空排放(图 5-1-2)。

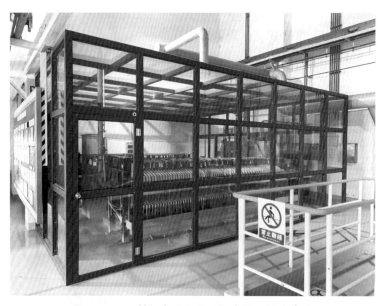

图 5-1-2 某绿色工程公司污水处理间改造后

2. 完善职业病危害告知和应急救援设施 帮扶实施单位协助企业完善职业病危害告知书的内容。协助该企业与甲方进行协商，完善职业病危害公告栏、警示标识等的设置，细化个人职业病防护用品的台账，纠正配发的职业病防护用品种类和型号，完善喷淋洗眼设施等应急救援设施的设置(图 5-1-3)。提醒企业做好高温中暑的应急预案演练和高温作业职业健康监护工作。

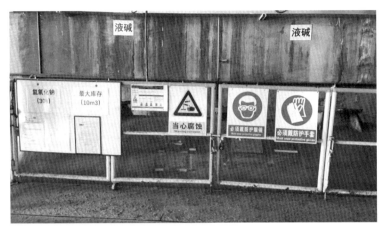

图 5-1-3　某绿色工程公司现场的警示标识、告知卡

四、帮扶点评

按照《上海市中小微型企业职业健康帮扶评估表(试行)》(见附件)帮扶前某绿色工程公司得分为 50 分,帮扶后分数为 96.6 分。该公司与甲方明确职责分工,完善职业健康管理体系和多部门联动机制,建立职业健康电子档案,开展职业健康线上培训,使职业健康管理工作落到实处。

某绿色工程公司是一家第三方环保服务行业的企业,职业病危害分布广、流动性大,职业健康管理工作涉及甲方多、部门多,职业健康工作推动难。帮扶实施单位对某绿色工程公司的行业特点和存在的问题进行剖析后,协助其与甲方进一步明确职业健康职责分工,完善职业健康管理体系,改变"零散化"管理的现状,让职业健康管理变得"系统化",形成了外包服务或劳务派遣等职业健康管理新模式。

第二节　（闵行区）上海某乐器厂有限公司职业健康帮扶典型案例

一、企业基本情况

上海某乐器厂有限公司(简称"某乐器厂")于 2003 年 10 月投产,中型企业,主要产品为二胡,主要的生产工艺为开料、制作、抛光、打磨、喷漆、装配、质检等。该企业行业类别为"C2421 中乐器制造",职业病危害风险分类属于"一般"。

企业设有职业病危害防治领导小组,明确指定人力资源部为公司职业卫生管理机构,具体负责职业卫生工作的管理。

二、帮扶前职业健康管理工作存在的问题

该企业职业健康管理体系和各项管理制度都有,但管理制度不规范且操作性不强,职业健康管理工作落实不到位(表 5-2-1)。

表 5-2-1　上海某乐器厂有限公司职业健康管理工作现状

序号	项目内容	帮扶前存在的问题
1	职业病防治管理措施方面	制定的防治计划和实施方案不具有可操作性;档案种类不齐全
2	职业病危害因素浓度或强度方面	部分岗位噪声超标
3	职业病防护用品佩戴方面	个别人员未正确佩戴职业病防护用品
4	生产技术、工艺、设备和材料方面	现场使用、贮存场所的化学品无中文说明书和警示标识
5	职业病危害告知方面	未设置公告栏;现场设置有警示标识,但不规范
6	职业卫生宣传教育培训方面	主要负责人或职业卫生管理人员无培训证明材料
7	职业病危害事故应急救援方面	未建立急性职业病危害事故应急救援预案;未进行应急救援预案演练;应急设施未定期进行维护;未建立应急救援设施台账

三、帮扶主要做法

针对企业职业健康管理组织框架清晰,但制度不规范、工作落实不到位,帮扶实施单位工作重点在细化职业健康管理内容,帮助其梳理、填补管理漏洞。

(一) 完善档案台账,制定防治计划,把工作做实做细

1. 完善职业健康防治计划和实施方案　企业有职业卫生防治计划和实施方案,但防治计划内容缺项,实施方案内容笼统,可操作性不足。帮扶的主要内容为细化"职业病防治计划和实施方案"中的工作目标、实施措施、考核指标与保障条件、年度职业病防治计划实施检查表等,通过职业病防治计划与实施方案企业能够按照实施方案内容运行年度的职业卫生管理计划。

2. 健全职业卫生管理档案　企业建立了完善的劳动者职业健康监护管理档案,但其余职业卫生管理档案资料、台账存放比较杂乱。在企业目前管理现状的基础上,帮扶实施单位帮助企业建立职业健康管理档案,完善细化档案内容,例如管理人员任命书、应急预案、洗眼器定期点检记录卡、应急药箱药品台账等,帮助其完善职业卫生管理档案并进行落实。

(二) 关注细节,做到实时响应,管理中提高防护技能

1. 对职业病防护用品进行纠正　帮扶实施单位现场踏勘时发现,少数接害员工防护口罩类型佩戴错误(如挥发性溶剂操作位员工佩戴医用无纺布口罩),帮扶实施单位纠正员工佩戴的职业病防护用品种类与型号,指导企业建立职业病防护用品机制选择、管理机制,与企业共同纠正涉害岗位员工职业病防护用品佩戴的坏习惯。

2. 有问必答,实时响应　帮扶实施单位建立与企业的线上沟通平台,做到帮扶人员实时在线,对企业提出的问题做到有问必答。如职业卫生管理人员申报不熟练、不知道如何系统操作,帮扶实施单位人员在线进行辅导,指导其进行申报(图 5-2-1)。

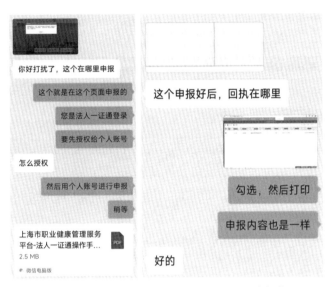

图 5-2-1　在线对某乐器厂管理人员进行申报指导

3. 警示与告知方面帮扶　帮扶实施单位结合各个车间岗位存在的职业病危害因素,列出需要张贴的警示标识的内容、数量、大小等,指导企业对破损、缺失的警示标识、职业卫生公告栏等进行采购,对警示标识张贴标准、公告栏样式、公示内容进行指导,提醒管理人员补充化学品仓库原辅材料的 MSDS 告知。

(三) 演练与培训相结合,实战中增强防护意识

1. 完善职业病危害应急救援预案　帮扶前企业制定安全生产事故应急预案,但预案中无“化学品烧伤、化学品泄漏中毒急性职业病危害事故”的应急救援预案内容,勘探过程中发现喷漆房内的洗眼器无法正常使用,且上面放置有杂物。帮扶实施单位协助企业补充职业病急性事故的应急救援预案、演练与评估等内容。建立应急救援设施台账,对设置的洗眼器、应急药箱等应急设施进行日常点检维护。

2. 落实教育培训　帮扶前主要负责人未曾接受职业健康培训。劳动者上岗前未进行专项职业卫生培训,但进行过三级安全教育培训;劳动者在岗期间接受职业健康培训,每年一次,一次 1 学时,学时无法满足要求。帮助其建立劳动者培训体系,包括劳动者培训需求、培训的课件、培训的考核题库、培训的效果评估等,为企业的负责人和管理人员排忧解难。

四、帮扶点评

按照《上海市中小微型企业职业健康帮扶评估表(试行)》(见附件)帮扶前某乐器厂得分为 52 分,帮扶后分数为 95.1 分。某乐器厂完善职业健康管理制度,健全职业健康管理工作机制,实施精细化职业健康管理,全面提升职业健康管理质量和水平。

企业自身有一定职业健康管理基础,但制度不规范,工作落实不到位。帮扶实施单位重点抓规范化、精细化管理,在实施和落实中细化,使企业职业健康管理质量和水平全面提升。

第三节 （嘉定区）上海某机械有限公司职业健康帮扶典型案例

一、企业基本情况

上海某机械有限公司(简称"某机械公司")成立于1997年12月,小型企业,主营生产滚动压延型机械设备生产线、配套辅助设备及零配件,主要产品为生产滚动压延型机。主要工艺为电焊、打磨、组装、喷漆、包装。企业行业类别为"C3429 其他金属加工机械制造",职业病危害风险分类属于"严重"。

企业的职业健康管理由安全、人事、生产等部门进行协调管理,但未明确各部门职业健康工作职责。

二、帮扶前职业健康管理工作存在的问题

该企业职业卫生管理体系不完善,缺乏系统管理,多岗位噪声超标,部分岗位未开展职业健康监护和职业病危害因素检测(表5-3-1)。

表5-3-1 上海某机械有限公司职业健康管理工作现状

序号	项目内容	帮扶前存在的问题
1	职业病防治管理措施方面	未设置或者指定职业卫生管理机构或者组织;无管理人员任命文件;未制定职业病防治计划;档案种类不齐全
2	职业病危害项目申报方面	申报的危害因素不全,如正丁醇未进行申报
3	职业病危害因素日常监测、检测和评价	检测点未覆盖所有产生职业病危害的场所,如调漆操作位、刮腻子操作位未进行职业病危害因素定期检测
4	工作场所职业卫生条件	未按要求设置卫生设施
5	职业病危害因素浓度或强度方面	部分岗位噪声超标
6	职业病防护用品佩戴方面	多数人员未正确佩戴职业病防护用品
7	生产技术、工艺、设备和材料方面	部分原辅材料无中文说明书;现场使用、贮存场所的化学品无中文说明书
8	职业病危害告知方面	合同告知内容与实际不符;设置有公告栏,但内容不规范;现场设置有警示标识,但不规范
9	职业健康监护方面	部分岗位未按要求进行在岗期间职业健康检查
10	职业病危害事故应急救援方面	未建立急性职业病危害事故应急救援预案;未进行应急救援预案演练;应急设施未定期进行维护

三、帮扶主要做法

帮扶实施单位重点指导企业健全职业健康管理体系,厘清职业健康管理职责,规范管理,全面带动职业健康管理工作的有序开展。

(一) 领导重视,职业健康管理工作纳入董事长日程

1. 董事长挂帅,部署工作任务 企业按照帮扶实施单位的建议,成立"某机械职业病防治小组",人员组成包括组长(董事长)、副组长(副总经理)、成员(含行政部、制造部、安全部等成员),明确各部门职责,对防治小组成立文件进行企业告示,并就职业卫生工作予以部署。

2. 落实工作经费,增设辅助用室 帮扶前工人衣物及水杯放置在风机房及喷漆房,未按车间卫生特征分级设置卫生设施如浴室。帮扶实施单位与企业沟通交流后,企业立即整改,下拨职业病危害整改经费,在卫生间旁增设浴室;同时设置休息室,供工人饮水和休息(图5-3-1)。

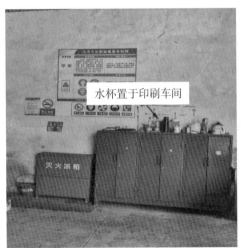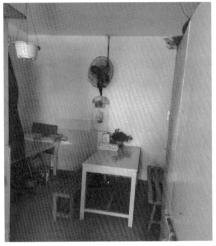

图5-3-1 帮扶前喷漆车间(左)与帮扶后新设的休息室(右)

(二) 措施有力,职业病危害治理初见成效

1. 落实噪声超标岗位整改措施 组装车间打磨操作位、木工房木工操作位、打磨车间打磨操作位、喷漆间一车间腻子打磨操作位的噪声超标。受工艺和企业经济水平限制,短期内无法从工程上对噪声超标问题进行改造。帮扶实施单位与领导小组充分沟通后,加强设备的维护保养,减少噪声超标岗位工人的噪声作业接触时间,督促和指导员工做好个体防护,动态观察噪声岗位听力职业健康检查结果,实施系列听力保护计划。

2. 增设喷漆车间应急设施 企业根据帮扶实施单位的指导建议,在喷漆车间油漆暂存处及油漆储存柜设置防泄漏托盘,未用完的油漆桶进行密封储存,在油漆储存处或暂存处张贴面漆、底漆、防锈油、稀释剂等化学品的MSDS(图5-3-2)。

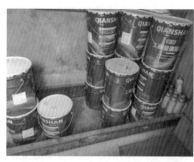
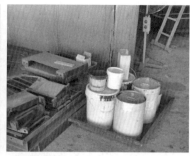
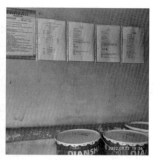

图5-3-2　某机械喷漆车间油漆暂存处及油漆储存柜整改(右)

(三) 整章建制,职业卫生工作步入规范管理

1. 规范职业健康管理和职业病危害告知　帮扶实施单位指导企业完善职业健康管理制度。为企业提供职业健康管理档案模板,全程指导企业按照模板内容自主建立职业卫生管理档案,各个档案中设置相应的目录,标明归档的频次(周、月、季、年等)(图5-3-3)。帮扶企业完善劳动合同职业病危害告知内容。指导企业职业危害公告栏需公示的4项内容(制度、操作规程、应急救援措施及定期检测结果)(图5-3-4)。

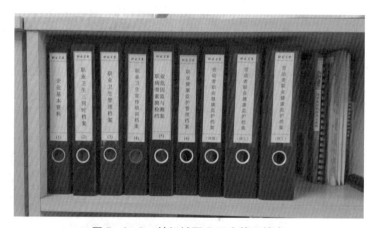

图5-3-3　某机械职业卫生管理档案

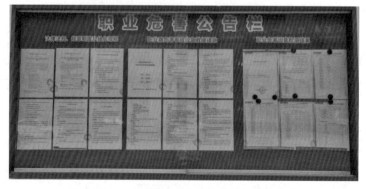

图5-3-4　某机械对职业危害公告栏的整改

2.规范开展职业健康监护和职业病危害因素检测工作　根据某年岗中职业健康检查报告,企业焊接岗位接害人员职业健康体检存在一氧化碳、噪声、锰及其化合物等项目缺项,帮扶实施单位告知企业缺项、漏检存在的风险,督促其进行补充体检,并完善个人职业健康监护档案。根据企业某年职业病危害因素定期检测报告中腻子打磨岗位、调漆岗位未进行辨识检测,督促其进行补测,并协助企业进行变更申报。

四、帮扶点评

按照《上海市中小微型企业职业健康帮扶评估表(试行)》(见附件)帮扶前某机械的得分为 40.9 分,帮扶后分数为 94 分。董事长亲自挂帅,多部门联动,使企业原来解决不了或者难以解决的问题都迎刃而解,职业卫生工作得以规范开展。

在首次现场勘探时,企业在帮扶前期沟通中有些许的抗拒性,但经过一次次的沟通交流,企业负责人与管理人员认识到职业病防治工作的重要性和帮扶工作的意义,成立了以董事长担任组长的职业健康工作领导小组,全力配合帮扶实施单位提升职业健康管理水平,工作成效显著。

第四节　（奉贤区）上海某印刷有限公司职业健康帮扶典型案例

一、企业基本情况

上海某印刷有限公司(以下简称"某印刷公司")成立于 2013 年 02 月,小型企业,公司主要从事笔芯袋的生产,主要工艺为投料、印刷、烘干、分切、包装等。该公司行业类别为"C2319 包装装潢及其他印刷",职业病危害风险分类属于"严重"。

公司职业健康工作由人事部负责,生产部门进行协助。

二、帮扶前职业健康管理工作存在的问题

该企业管理人员身兼多职,对职业卫生的认知较片面和零散,职业健康管理不规范,上岗前及在岗期间体检内容与接触的职业病危害因素不匹配(表 5-4-1)。

表 5-4-1　上海某印刷有限公司职业健康管理工作现状

序号	项目内容	帮扶前存在的问题
1	职业病防治管理措施方面	无职业卫生管理机构成立文件,无职业卫生管理人员任命书;未制定防治计划和实施方案;未制定职业卫生管理制度和操作规程;未建立职业卫生档案和劳动者健康监护档案
2	职业病危害项目申报方面	申报内容与实际严重不符
3	职业病危害因素日常监测、检测和评价方面	检测点未覆盖所有产生职业病危害的场所,检测因素不全面

序号	项目内容	帮扶前存在的问题
4	职业病防护设施和职业病防护用品方面	未建立个人职业病防护用品发放台账及领取记录;多数人员未正确佩戴职业病防护用品
5	生产技术、工艺、设备和材料方面	贮存的可能产生职业病危害的化学品无中文说明书和警示标识
6	职业病危害告知方面	未按要求进行职业病危害告知;未设置公告栏;现场未设置警示标识;在产生致癌性物质的作业岗位未设置告知卡
7	职业卫生宣传教育培训方面	主要负责人或职业卫生管理人员无培训证明材料;未按照规定对上岗前和在岗期间的劳动者进行职业卫生培训
8	职业健康监护方面	上岗前及在岗期间体检内容与接触的职业病危害因素不匹配,未按要求为离岗员工进行职业健康检查;未按要求将职业健康检查结果书面告知劳动者
9	应急救援和职业病危害事故调查处理方面	未建立急性职业病危害事故应急救援预案;未进行应急救援预案演练;未建立应急救援设施台账

三、帮扶主要做法

帮扶实施单位从负责人、管理人员和劳动者职业健康知识培训入手,使企业和员工认识职业病危害,增强了自我防护意识,协助公司梳理其职业卫生管理架构,在建立健全职业卫生管理制度、职业卫生档案等方面,落实职业病防控措施。

(一) 认识职业病危害,增强防护意识

1. 开展印刷行业职业病危害识别等专题培训　帮扶实施单位协助企业开展职业病危害识别、隐患排查等专题培训,提升了企业职业病自我防护意识,增强了职业健康防护技能,使劳动者能够正确地佩戴职业病防护用品、按照操作规程规范作业。结合其生产过程中使用的原辅材料、工艺、设备等,指导企业合理辨识各岗位存在的职业病危害因素。

2. 实战培训读懂检测报告和体检报告　帮扶实施单位耐心指导企业管理人员学看职业病危害因素定期检测报告和职业健康体检报告。企业学会看懂报告后,自主开展职业健康监护和职业病危害因素检测与评价工作意识增强,规范了职业健康监护和职业病危害因素检测与评价计划制定、工作实施、结果利用。

(二) 查漏补缺,落实整改措施

1. 举一反三,查漏补缺　企业认识了各岗位存在的职业病危害因素后,帮扶实施单位又指导企业按照现场和检测报告内容,将劳动合同告知内容、职业健康体检内容、警示标识、申报内容、职业病防护用品、应急救援防护等进行修改完善。如企业进行变更申报,做到及时、如实,职业健康检查结果及职业健康检查机构的建议以书面形式如实告知劳动者。

2. 落实整改,快速响应　企业能够快速响应帮扶实施单位提出的问题,针对问题进行修改,如企业在洁净无污染区域设置饮水区,禁止工人将水杯暂存在印刷车间内或在印刷车间内饮食;从最初未设置职业危害公告栏,到定制职业危害公告栏看板,帮扶过程中发现

职业危害公告栏内张贴的公示内容易损坏且易掉,企业立即改用亚克力插板放置文件;补充完善高温中暑、化学品中毒等急性职业病危害事故应急救援预案,并进行应急救援预案演练;车间内原设置的1台洗眼器,不能覆盖车间内全部风险点(服务半径15米,响应时间10秒内),因场地条件受限,临时设置便携式洗眼器等(图5-4-1)。

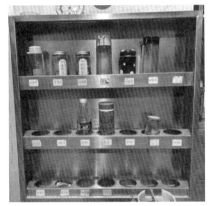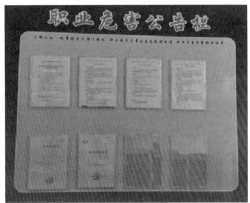

图 5-4-1　某印刷公司设置的水杯存放处(左),职业病危害公告栏(右)

(三) 加强沟通,规范开展职业健康管理

1. **建立有效的沟通渠道**　帮扶实施单位现场勘探,协助企业成立职业病防治小组,帮助企业负责人、管理人员、相关部门、员工代表建立有效的帮扶沟通机制和例会制度,明确个人、各部门职责。负责人与各部门交流了目前企业存在的职业健康风险隐患,与帮扶单位共同制定"一企一策"帮扶实施方案,动员各部门按照"一企一策"帮扶实施方案进行整改。

2. **完善职业健康管理体系**　帮扶实施单位在帮助企业掌握职业健康管理知识的同时,协助企业完善职业健康管理体系,建立健全职业健康管理制度、档案台账,编制职业病防治计划和实施方案,定期指导和辅导用人单位做好日常管理记录,养成定期归档的习惯(图5-4-2)。

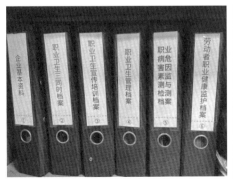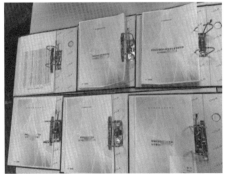

图 5-4-2　某印刷公司职业卫生管理档案

四、帮扶点评

按照《上海市中小微型企业职业健康帮扶评估表(试行)》(见附件)帮扶前某印刷公司得分为 33 分,帮扶后分数为 83 分。某印刷公司通过培训,学会辨识各岗位职业病危害因素及其对健康的影响,学会看懂职业病危害因素定期检测报告和职业健康检查报告,规范开展职业病危害项目申报、职业健康监护和职业病危害检测与评价,正确选配职业病防护用品,对应急救援防护设施、应急物资的定期维护、台账记录等方面更加重视。

帮扶实施单位针对企业职业病危害认识不足、职业健康管理不规范的突出问题,从负责人、管理人员和劳动者职业健康知识培训入手,帮助企业认识职业病危害,增强企业及员工自我防护意识,协助公司梳理其职业卫生管理架构,并在建立健全职业卫生管理制度、职业卫生档案等方面,落实职业病防控措施。

第五节 (青浦区)某机械制造(上海)有限公司职业健康帮扶典型案例

一、企业基本情况

某机械制造(上海)有限公司(简称"某机械制造公司")是一家位于上海市某工业园区的小型企业,于 2005 年投产,主要从事连续搬运设备制造,产品有提机、自动包装机、皮带输送机等,主要生产工艺为激光切割、折弯、电焊装配、打磨、喷涂、组装、锯料等。企业行业类别为"C3434 连续搬运设备制造",职业病危害风险分类属于"严重"。

该企业职业健康工作由运营部负责,由 EHS[是环境(environment)、健康(health)、安全(safety)三个词的首字母缩写]部进行职业卫生管理,生产部协助 EHS 部门进行现场管理,企业建立有职业健康安全管理体系。

二、帮扶前职业健康管理工作存在的问题

该企业职业健康管理组织架构清晰,主要问题为打磨岗位噪声超标,职业健康管理制度不规范,职业健康管理措施不完善(表 5 - 5 - 1)。

表 5 - 5 - 1　某机械制造(上海)有限公司职业健康管理工作现状

序号	项目内容	帮扶前存在的问题
1	职业病防治管理措施方面	未制定防治计划和实施方案;职业卫生管理制度职责不清晰;职业卫生档案不齐全,仅有劳动者健康监护档案
2	工作场所职业卫生条件	打磨岗位存在噪声超标情况
3	职业病防护设施和职业病防护用品方面	个别人员未正确佩戴职业病防护用品
4	职业病危害告知方面	设置有公告栏,但内容不规范;现场设置有警示标识,但不规范

序号	项目内容	帮扶前存在的问题
5	职业卫生宣传教育培训方面	主要负责人或职业卫生管理人员无培训证明材料
6	职业健康监护方面	未按要求将职业健康检查结果书面告知劳动者
7	应急救援和职业病危害事故调查处理方面	未建立急性职业病危害事故应急救援预案；未进行应急救援预案演练；未建立应急救援设施台账

三、帮扶主要做法

该企业职业卫生分管领导有一定的职业健康管理经验,企业建立了职业健康安全管理组织体系,帮扶实施单位重点帮助企业关注细节、完善职业健康管理,指导企业落实职业病危害治理。

（一）关注细节,职业卫生管理不断加强

1. 职业健康管理制度及档案台账管理方面的细节　企业职业健康管理依托于建立的职业健康安全管理体系,管理程序清晰明确,但职业卫生管理制度内容有欠缺,制度内容只有英文版本,可操作性较弱。帮扶实施单位将问题反馈给企业后,企业将制度内涉及的法律、法规进行更新,将版本更新为中英文。同时建立职业健康管理档案台账,将零散的资料分类存放。

2. 警示与告知方面的细节　企业重新制定劳动合同告知书,补充并明确各岗位可能导致的职业病和配备的职业病防护用品。采购警示标识和告知卡,使出入口和接害岗位警示标识完整,保证警告标识与指令标识成双成对,在产生严重职业病危害的作业岗位设置职业病危害告知卡。将职业健康体检结果告知劳动者后,并要求进行签字确认。

（二）全员培训,员工防护技能得到提升

1. 实施全员培训　帮扶实施单位帮助主要负责人和职业卫生管理人员进行职业健康培训,时长满足16学时的要求。将原先对劳动者的口头职业健康培训,落实为有需求、有考核、有记录、有评估的培训。

2. 开展实战演练　企业对原先的安全生产事故应急预案进行修订,补充高温中暑、化学品泄漏中毒等急性职业病危害事故应急救援预案,针对事故内容,组织相关部门的人员进行应急救援预案演练,并建立相应的应急设施台账等。演练后对洗眼器维护间隔过长、油漆仓库洗眼器设置位置过矮等问题进行改进。

（三）突出重点,加强尘毒作业危害治理

1. 加强工程防护　生产车间电焊工位较多,企业对自动焊、手工焊岗位设置局部排风工程防护设施,固定式的局部排风罩口设置软帘加强对烟尘等有害气体的收集效果;针对手工焊岗位设置移动式的烟尘净化装置,周围设置软帘屏障阻隔电焊弧光(图5-5-1)。

2. 落实噪声超标整改　生产车间内打磨岗位噪声强度超标,影响到车间内其他作业岗

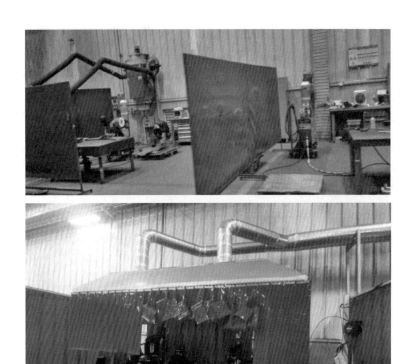

图 5-5-1 某机械制造公司电焊岗位设置的工程防护设施

位,企业将生产车间内打磨岗位作业点布置到车间的边缘地带,并使用吸音隔断进行阻隔,减少对车间内其他作业岗位的影响。

3. 加强第三方外包管理 木材加工岗位为外包作业,设置在生产车间外南面区域,现场勘探时发现该岗位作业人员未正确佩戴职业病防护用品。沟通后,企业加强对辅助岗位的管理,对木加工作业区域的第三方外包单位补充签订职业健康协议,要求接害工人进行职业健康培训,在作业过程中需要正确佩戴职业病防护用品。

四、帮扶点评

按照《上海市中小微型企业职业健康帮扶评估表(试行)》(见附件)帮扶前某机械制造公司得分为 68.8 分,帮扶后分数为 97 分。某机械制造公司实施精细化职业健康管理,落实噪声超标和尘毒危害治理,开展全员培训,职业健康管理再上新台阶。

鉴于该公司有一定的职业健康管理基础,突出问题是打磨岗位噪声超标,职业健康管理不完善。帮扶实施单位重点帮扶企业实施精细化管理,落实噪声超标和尘毒危害治理,提高职业健康管理技能和水平。

第六节 （崇明区）上海某仪表电器有限公司职业健康帮扶典型案例

一、企业基本情况

上海某仪表电器有限公司（简称"某仪表公司"）是一家位于上海市崇明区的小型企业，于1986年10月投产，主要从事锌合金、铝合金制品制造，主要产品为摩托车刹车把手，主要生产工艺为压铸、数控加工、冲压、组装等。企业员工30人，其中接害人员15名，主要的职业病危害因素为氧化锌、氧化铝粉尘、高温、噪声等。该企业的行业类别为"C3670汽车零配件及部件制造"，职业病危害风险分类属于"严重"。企业的职业健康管理工作由办公室负责。

二、帮扶前职业健康管理工作存在的问题

该企业未建立职业健康管理组织架构，职业健康日常管理工作难落实，个别岗位噪声超标且未得到治理（表5-6-1）。

表5-6-1　上海某仪表电器有限公司职业健康管理工作现状

序号	项目内容	帮扶前存在的问题
1	职业病防治管理措施方面	无职业卫生管理机构成立文件，职责不清晰，未履行相关职责；未制定防治计划和实施方案；制度不齐全；档案种类不齐全，内容缺项较多
2	职业病危害项目申报方面	申报内容与实际严重不符
3	工作场所职业卫生条件	有毒有害作业与无害作业未分开布置
4	职业病危害因素日常监测、检测和评价方面	个别岗位职业病危害因素存在超标情况，未对噪声超标企业采取治理措施
5	职业病防护设施和职业病防护用品方面	个别人员未正确佩戴防护用品
6	职业病危害告知方面	未按要求进行职业病危害告知；未设置公告栏；现场设置有警示标识，但不规范
7	职业卫生宣传教育培训方面	主要负责人或职业卫生管理人员无培训证明材料；未按照规定对上岗前的劳动者进行职业卫生培训；未按照规定定期对在岗期间的劳动者进行职业卫生培训
8	职业健康监护方面	在岗期间职业检查的体检项目不全；未按要求将职业健康检查结果书面告知劳动者；存在有职业禁忌劳动者，但无调岗手续
9	应急救援和职业病危害事故调查处理方面	未建立急性职业病危害事故应急救援预案；未进行应急救援预案演练；未建立应急救援设施台账

三、帮扶主要做法

鉴于企业职业病危害严重，帮扶实施单位从职业病危害治理入手，从源头上帮助企业解决职业病危害的突出问题。

（一）深入治理，职业病危害风险源头化解

1. 接头车间的噪声治理　接头车间自动车床（通过振动盘自动下料，自动车床螺纹后进行自动装配）噪声强度超标，接头车间内的组装岗位（部分零件需要人工组装）为手工作业，本身为非噪声作业岗位，两岗位相邻设置，存在有害和无害作业未分开的情况（图5-6-1）。帮扶实施单位结合噪声特点、车间布局给企业制定改造方案"从源头降低噪声，对自动车床进行改造"，企业使用吸声棉对振动盘进行包裹，同时将振动盘内的螺丝滑道使用橡胶进行粘贴，改造后整体区域的噪声强度由原先的94dB(A)降噪至83dB(A)。在帮扶过程中，企业购买声级计用于日常管理自我监测。

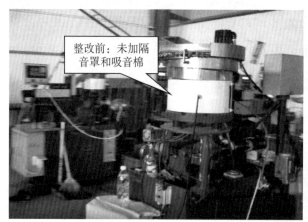
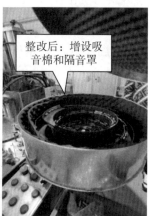

整改前：未加隔音罩和吸音棉

整改后：增设吸音棉和隔音罩

图5-6-1　接头车间噪声治理前后图

2. 接头车间的粉尘治理　接头车间内有两个打磨工位均未设置局部除尘设施。在听取帮扶实施单位建议后，企业购买移动式净化除尘装置，从源头上治理了粉尘危害。

（二）齐抓共管，职业卫生管理体系快速构建

通过指导企业落实职业病危害治理，企业董事长更加重视职业健康管理。帮扶实施单位董事长进行手把手带教，带着查、看、学、改，使董事长深刻了解了企业内存在的每一个职业健康管理风险点。由董事长牵头，快速召开职业健康帮扶会议，建立职业病防治小组沟通机制，建立健全职业健康管理制度和职业健康管理档案等。

（三）多措并举，职业卫生工作落实到实处

1. 完善职业病防护用品的管理　帮扶前车间内工人职业病防护意识差，未佩戴护耳器在噪声强度较高的区域随意走动。帮扶实施单位帮助企业制定职业病防护用品发放计划和台账，职业病防护用品发放后形成领用记录、检维修记录等，车间主任定期交给职业卫生管理人员归档。帮扶实施单位指导现场劳动者正确佩戴职业病防护用品，结合奖惩制度协助职业卫生管理人员进行月度现场检查。

2. 健全劳动者职业健康监护与档案管理措施　帮扶实施单位查阅企业职业健康体检报告，需复查的5人均已安排复查，复查结果吴某为"职业禁忌证"，其他为"其他疾病或异常"。职业禁忌证吴某已调岗,但企业的调岗手续资料不全,帮扶实施单位指导企业完善了劳动者健康监护档案和职业禁忌证调岗手续资料。另外,针对用人单位体检项目不全情况,告知企业缺项、漏检存在的风险,帮助企业制定职业病危害因素接触情况造册表,并协助联系职业健康检查机构进行职业健康检查。

3. 全面推进其他职业健康管理工作的开展　帮扶实施单位帮助企业改善劳动合同告知书、警示标识、告知卡、职业卫生公告栏等内容。辅导企业建立劳动者培训体系,制定职业卫生培训计划,根据劳动者培训需求及受教育程度,为企业劳动者提供线下定制化培训教育。引导该公司管理人员进行变更申报,删除不相关的职业病危害因素和内容(如不涉及"苯",却申报了"苯"),并将申报回执、申报内容打印归档。协助企业建立防护设施台账,定期对防护设施进行维护、保养,以及防护设施检维修记录。帮助企业建立高温中暑(压铸岗位)急性职业病危害事故应急救援预案,协助企业进行应急救援预案演练。

四、帮扶点评

按照《上海市中小微型企业职业健康帮扶评估表(试行)》(见附件)帮扶前某仪表公司的得分为 35.0 分,帮扶后分数为 89.1 分。企业从薄弱的职业健康管理基础到了解职业健康需要做的最基本事情,真正落实用人单位主体责任,采取措施开展了粉尘和噪声治理,解决了粉尘危害和噪声超标的问题。

帮扶实施单位与该公司负责人反复沟通,从法律责任、成本控制、风险控制的角度进行分析解释,结合耐心细致的现场勘探和专业的技术指导给予帮扶,获得该企业负责人对职业健康工作的认同。改变了企业职业病防治工作"应付式"管理的现状,将企业职业健康管理从外需转变为内需,从零散化管理变成系统化管理。

附件

上海市中小微型企业职业健康帮扶评估表（试行）

类别	自查项目	自查内容	自查方法	符合	基本符合	不符合	合理缺项	分值	自查结果	得分
				判定依据						
一、职业病防治管理措施	1. 管理机构或组织	设置或指定职业卫生管理机构或组织。职业病危害严重或劳动者超过100人的用人单位应设置或指定职业健康管理部门	查阅相关文件,文件应证明确设置或指定职业健康管理,并检查其工作开展情况	有职业健康管理部门成立文件,职责清晰,且各部门能够按职责分工开展工作	有职业健康管理部门成立文件,各部门职责不清晰,未履行相关职责	无职业健康管理部门立文件的;或职责不清晰,各部门未履行相关职责	不属于职业病危害严重的用人单位且劳动者人数<100人	10	□符合 □基本符合 □不符合 □合理缺项	
	2. 管理人员	配备专职或兼职的职业卫生管理人员。职业病危害严重或劳动者超过100人的企业应配备专职职业卫生管理人员;其他存在职业病危害的用人单位,劳动者在100人以下的,应当配备专职或兼职职业卫生管理人员	查阅管理人员任命文件,核实管理人员的工作情况	有管理人员,按任命文件,照要求开展职业卫生管理工作	有管理人员,基本按照要求开展职业卫生管理工作	无管理人员,或任命文件;或未按要求开展职业卫生管理工作	—	10	□符合 □基本符合 □不符合	
	3. 防治计划与实施方案	制定年度职业病防治计划与实施方案	查阅职业病防治计划和实施方案、查看其可行性以及各项工作落实情况等	制定防治计划与实施方案,具有可操作性,并按计划落实	制定防治计划和实施方案,具有一定的可操作性,基本按计划落实	未制定防治计划与实施方案,或未按计划落实	—	10	□符合 □基本符合 □不符合	
	4. 制度和操作规程	建立健全职业卫生管理制度和操作规程。具体包括:(1)职业病危害防治责任制度;(2)职业病危害警示与告知制度;	查阅制度、操作规程等文件、制度应证明确责任部门和管理要求,且符合自身特点,		制度基本齐全(缺少1～3项);职责较清晰;具有一定的可操作性	制度不齐全(缺少4项以上);或职责不清晰,不具有可操作性	—	20	□符合 □基本符合 □不符合	

续表

类别	自查项目	自查内容	自查方法	判定依据				分值	自查结果	得分
				符合	基本符合	不符合	合理缺项			
		(3) 职业病危害项目申报制度; (4) 职业病防治宣传教育培训制度; (5) 职业病防护设施维护检修制度; (6) 职业病防护用品管理制度; (7) 职业病危害监测及评价管理制度; (8) 建设项目职业病防护设施"三同时"管理制度; (9) 劳动者职业健康监护及其档案管理制度; (10) 职业病危害事故应急救援与报告制度; (11) 岗位职业卫生操作规程; (12) 法律,法规,规章规定的其他职业病防治制度;	满足管理要求	制度齐全;职责清晰;符合单位自身特点,具有可操作性						
5. 职业卫生档案		建立健全职业卫生档案和劳动者健康监护档案。具体包括: (1) 建设项目职业病防护设施"三同时"档案; (2) 职业卫生管理档案; (3) 职业卫生宣传培训档案; (4) 职业病危害因素监测与检测评价档案;	检查档案内容的完整性和符合性	档案种类齐全,内容完整,符合职业卫生档案管理要求	档案种类基本齐全,内容基本完整,基本符合职业卫生档案管理要求	档案种类不齐全(缺少3项及以上),内容缺项较多,不符合档案管理要求	一(缺少1~2项),内容基本符合档案管理要求	20	□符合 □基本符合 □不符合	

续 表

类别	自查项目	自查内容	自查方法	判定依据				分值	自查结果	得分
				符合	基本符合	不符合	合理缺项			
		（5）用人单位职业健康监护管理档案； （6）劳动者个人职业健康监护档案； （7）法律、法规、规章要求的其他资料文件								
二、职业病危害项目申报	6. 职业病危害申报	工作场所存在职业病目录所列职业病危害因素的，应当及时，如实向所在地卫生健康主管部门申报职业病危害项目，接受监督	查看申报回执或查询申报系统；查看申报内容与实际是否相符	按要求进行申报；申报内容与实际相符	—	未进行申报；或申报内容与实际严重不符	—	★	□符合 □不符合	
	7. 变更申报	重要事项变化时及时进行变更申报	查阅技术、工艺、材料变更的相关资料；查阅申报表、核对职业病危害因素检测和评价报告、现场检查和接害岗位害因素情况	按要求进行变更申报；申报内容与实际相符	—	未按要求进行变更申报；或申报内容与实际严重不符	上次申报后无重要事项变化	10	□符合 □不符合 □合理缺项	
三、建设项目职业病防护设施"三同时"	8. 预评价报告	在建设项目可行性论证阶段进行职业病危害预评价，编制预评价报告	查阅近3年建设项目清单及职业病危害预评价报告开展情况	按要求编制职业病危害预评价报告	—	未按要求编制职业病危害预评价报告	近3年无建设项目	10	□符合 □不符合 □合理缺项	

续表

类别	自查项目	自查内容	自查方法	判定依据				分值	自查结果	得分
				符合	基本符合	不符合	合理缺项			
	9. 报告评审及整改	(1) 对职业病危害预评价报告进行评审，形成评审意见；(2) 按照评审意见对职业病危害预评价报告进行修改完善，对最终评价报告的真实性、客观性和合规性负责	查阅评价单位资质、评审专家组成，评审会相关材料及整改完善情况	评审资料齐全，评审程序符合要求，并按要求整改完善	—	评审资料不全，或评审程序不符合要求，或未按要求整改完善	近3年无建设项目	10	□符合 □不符合 □合理缺项	
	10. 书面报告备查	职业病危害预评价工作过程形成书面报告备查	查阅预评价工作过程报告	按要求编制工作过程报告	—	缺少工作过程报告	近3年无建设项目	5	□符合 □不符合 □合理缺项	
	11. 项目变更	建设项目的生产规模、工艺等发生变更导致职业病危害风险发生重大变化的，对变更内容重新进行职业病危害预评价评审	对照原评价报告，检查建设项目的生产规模、工艺、职业病危害因素的种类、职业病防护设施等，查阅是否发生重大变更	发生重大变更目的按要求重新进行职业病危害评价和评审	—	发生重大变更但未按要求重新进行职业病危害预评价和评审	近3年无建设项目或建设项目无变更	10	□符合 □不符合 □合理缺项	
职业病防病防护设施设计	12. 职业病防护设施设计	在施工前按照职业病防治有关法律、法规、规章和标准的要求，进行职业病防护设施设计	查阅近三年建设项目清单及的职业病防护设施设计开展情况	按要求进行职业病防护设施设计	—	未按要求进行职业病防护设施设计	近3年无建设设项目	10	□符合 □不符合 □合理缺项	

续表

类别	自查项目	自查内容	自查方法	判定依据				分值	自查结果	得分
				符合	基本符合	不符合	合理缺项			
	13. 设计评审及整改	(1) 对职业病防护设施设计进行评审，形成评审意见；(2) 按照评审意见进行修改完善，对最终的职业病防护设施设计的真实性、客观性和合规性负责	查看评审专家组成、评审会相关材料及整改完善情况	评审资料齐全、评审程序符合要求，并按要求整改完善	—	评审资料不全，或评审程序不符合要求，或未按要求整改完善	近3年无建设项目	10	□符合 □不符合 □合理缺项	
	14. 书面报告成果备查	职业病防护设施设计工作过程形成书面报告成果备查	查阅职业病防护设施设计工作过程报告	按要求编制工作过程报告	—	缺少工作过程报告	近3年无建设项目	5	□符合 □不符合 □合理缺项	
	15. 项目变更	建设项目的生产规模、工艺等发生变更导致职业病危害风险发生重大变化的，对变更的内容重新进行职业病防护设施设计和评审	对照原职业病防护设施设计，检查建设项目的生产规模、工艺、职业病危害因素的种类、职业病防护设施等，查看是否发生重大变更	发生重大变更且按要求重新进行职业病防护设施设计和评审	—	发生重大变更但未按要求重新进行职业病防护设施设计和评审	近3年无建设项目或建设项目无变更	10	□符合 □不符合 □合理缺项	
职业病危害控制效果评价和防护设施验收	16. 控制效果评价报告	建设项目在竣工验收前或试运行期间，进行职业病危害控制效果评价，编制评价报告	查阅近三年建设项目竣工及职业病危害控制效果评价开展情况	按要求进行职业病危害控制效果评价	—	未按要求进行职业病危害控制效果评价	近3年无建设项目	10	□符合 □不符合 □合理缺项	
	17. 验收方案	在职业病防护设施验收前，编制验收方案，并在验收前20日将验收方案上报相关行政部门	查阅职业病防护设施验收方案	按要求编制验收方案，并上报相关行政部门	—	未按要求编制验收方案，或验收方案未上报相关行政部门	近3年无建设项目	5	□符合 □不符合 □合理缺项	

续表

类别	自查项目	自查内容	自查方法	判定依据				分值	自查结果	得分
				符合	基本符合	不符合	合理缺项			
	18. 验收评审	（1）对职业病危害控制效果评审报告进行评审以及对职业病防护设施进行验收,形成是否符合职业病防治有关法律、法规、规章和标准要求的评审意见和验收意见；（2）按照评审与验收意见对职业病危害控制效果评价报告和职业病防护设施进行整改完善,并对最终职业病危害控制效果评价报告和职业病防护设施验收结果的真实性、合规性和有效性负责	查阅评价单位资质、评审专家组成,评审会相关材料及整改完善情况	评价资料齐全,评审程序符合要求,并按要求进行整改完善	—	评审资料不全,或评审程序不符合要求,或未按要求整改完善	近3年无建设项目	10	□符合 □不符合 □合理缺项	
	19. 过程总结报告	将职业病危害控制效果评价和职业病防护设施验收工作过程形成书面报告,其中职业病危害严重的建设项目应当在验收完成之日起20日内向管辖该建设项目的行政部门提交书面报告	查阅职业病防护设施设计工作过程报告	按要求编制工作过程报告	—	缺少工作过程报告	近3年无建设项目	5	□符合 □不符合 □合理缺项	
	20. 分期验收	分期建设、分期投入生产使用的建设项目,其配套的职业病防护设施应当分期与该建设项目同步进行验收	查阅分期建设、分期投入生产或者使用的建设项目是否同步验收	按要求同步进行职业病防护设施验收、评价报告,评审程序等符合要求	—	未按要求同步进行职业病防护设施验收,或评价报告、评审程序等不符合要求	近3年无建设项目或建设项目一次建设,未分期建设,未同期验收	5	□符合 □不符合 □合理缺项	

续 表

| 类别 | 自查项目 | 自查内容 | 自查方法 | 判定依据 | | | 分值 | 自查结果 | 得分 |
				符合	基本符合	不符合	合理缺项		
四、工作场所职业卫生条件	21. 职业病危害因素浓度或强度	工作场所职业病危害因素强度或浓度符合国家职业卫生标准和行业标准的要求	查岗位检测报告(关注检测时工况与气象条件),重点检查矽尘、石棉粉尘、高毒物品和放射性物质浓度或强度达标情况	职业病危害因素全部达标	重点职业病危害因素全部达标,50%以下其他职业病危害因素存在超标情况	重点职业病危害因素超标,或50%及以上其他职业病危害因素存在超标	—	20	□符合 □基本符合 □不符合	
	22. 有害和无害作业分开	生产布局合理,符合有害与无害作业分开的原则	现场检查,接触有毒有害岗位与无危害岗位是否分开布置,有毒物品的发生源是否布置在操作岗位下风	有毒有害作业与无害作业分开布置	—	有毒有害作业与无害作业未分开布置	—	★	□符合 □不符合	
	23. 工作场所与生活场所分开	工作场所与生活场所分开,工作场所不得住人	现场检查	工作场所与生活场所分开	—	工作场所与生活场所未分开	—	★	□符合 □不符合	
	24. 卫生设施	有配套的更衣间、洗浴间、孕妇休息间、女工卫生室等卫生设施	现场检查	按《工业企业设计卫生标准》的要求设置配套的卫生设施	—	未按要求设置卫生设施	—	10	□符合 □不符合	

续表

类别	自查项目	自查内容	自查方法	判定依据				分值	自查结果	得分
				符合	基本符合	不符合	合理缺项			
五、职业病危害因素检测和评价	25. 定期检测	职业病危害严重的用人单位,应当委托具有相应资质的职业卫生技术服务机构,每年至少进行一次职业病危害因素检测;职业病危害一般的用人单位,应当委托具有相应资质的职业卫生技术服务机构,每3年至少进行一次职业病危害因素检测	查阅年度职业病危害因素检测报告,核对是否覆盖所有产生职业病危害的工作场所和所有职业病危害因素	按要求开展定期检测,且检测点覆盖所有产生职业病危害的场所,检测因素全面	—	未进行定期检测,或检测点未覆盖所有产生职业病危害的场所,或检测因素不全面	—	★	□符合 □不符合	
	26. 现状评价	(1)职业病危害严重的用人单位,委托具有相应资质的职业卫生技术服务机构,每3年至少进行一次职业病危害现状评价;(2)发生职业病危害事故应及时委托具有相应资质的职业卫生技术服务机构进行职业病危害现状评价	重点检查职业病危害严重且未开展过职业卫生"三同时"的用人单位,在中华人民共和国国家卫生健康委员会令(第5号)《工作场所职业卫生管理规定》颁布后是否开展现状评价;查看发生职业病危害事故的情况以及是否按要求开展职业病危害现状评价	按要求开展职业病危害现状评价	—	未按要求开展职业病危害现状评价	不属于职业病危害严重的用人单位且未发生职业病危害事故	10	□符合 □不符合 □合理缺项	

续　表

类别	自查项目	自查内容	自查方法	判定依据				分值	自查结果	得分
				符合	基本符合	不符合	合理缺项			
六、职业病防护设施和防护用品	27. 治理措施	在职业病危害定期检测、现状评价过程中,发现工作场所职业病危害因素不符合国家职业卫生标准和卫生要求时,应当立即采取相应治理措施,确保其符合职业卫生环境和条件的要求	查阅日常监测或者定期检测、现状评价中职业病危害因素超标场所及整改情况	已按要求采取相应治理措施	—	未按要求采取相应治理措施	日常监测或定期检测、现状评价中均无不符合项	10	□符合 □不符合 □合理缺项	
	28. 设施配备	职业病防护设施配备齐全	重点检查尘、毒、噪或放射性工作场所的防护设施配备情况	职业病防护设施配备齐全	职业病防护设施配备基本齐全	职业病防护设施配备不全	—	10	□符合 □基本符合 □不符合	
	29. 设施有效性	职业病防护设施有效	查阅防护设施设计方案、检测报告,并现场检查设施运行管理情况	各场所检测结果全部达标	50%以下场所检测结果不达标	50%及以上场所检测结果不达标	—	10	□符合 □基本符合 □不符合	
	30. 防护用品配备	应根据工作场所的职业病危害因素的种类、危害程度,对人体的影响途径、现场生产条件、职业病危害的接触水平、个人生理和健康状况等特点,为劳动者配备适宜的符合国家或行业标准的职业病防护用品	查阅防护用品采购合同和台账、查阅发放计划,查阅职业病防护用品领取记录,现场检查	职业病防护用品配备齐全(包括岗位覆盖齐全及种类配备齐全)	职业病防护用品配备不全	未配备职业病防护用品	—	20	□符合 □基本符合 □不符合	
	31. 防护用品佩戴	督促、指导劳动者按照使用规则正确佩戴、使用,不得发放钱物替代发放职业病防护用品	查阅培训记录,现场检查	所有人员正确佩戴职业病防护用品	50%以下人员未正确佩戴职业病防护用品	50%及以上人员未正确佩戴职业病防护用品	—	20	□符合 □基本符合 □不符合	

续　表

类别	自查项目	自查内容	自查方法	判定依据				分值	自查结果	得分
				符合	基本符合	不符合	合理缺项			
七、生产技术、工艺、设备和材料	32. 优先采用有利于职业病防治的新技术、新工艺、新设备、新材料	优先采用有利于防治职业病危害和保护劳动者健康的新技术、新工艺、新材料、新设备,逐步替代产生职业病危害的技术、工艺、材料、设备	综合评估单位的工艺、技术、装备和材料的先进水平(与现阶段国内同类用人单位相比,工艺、技术、装备和材料较为先进,主要考虑密闭化、机械化、自动化、低毒原料或无毒原料等因素)	工艺、技术、装备和材料较为先进	—	与现阶段国内同类用人单位相比,工艺、技术、装备和材料明显落后	—	10	□符合 □不符合	
	33. 不得隐瞒技术、工艺、设备和材料所产生的职业病危害	(1)对采用的技术、工艺、设备、材料,知悉其产生的职业病危害;(2)对有职业病危害的技术、工艺、设备和材料,故意隐瞒其危害而采取的,用人单位对所造成的职业病危害后果承担责任	查阅原材料采购计划和生产设备改造更新计划、查阅生产工艺流程图及产生职业病危害的设备材料登记表、有毒有害物质清单和化学品安全技术说明书(MSDS)等资料	未隐瞒工艺、技术、设备产生的危害、生产原辅材料的有毒有害成分明确、主要原材料 MSDS 齐全	—	隐瞒工艺、设备产生的危害;原辅材料缺少 MSDS	—	★	□符合 □不符合	

续表

类别	自查项目	自查内容	自查方法	判定依据				分值	自查结果	得分
				符合	基本符合	不符合	合理缺项			
	34. 明令禁止的设备和材料	不得生产、经营、进口、使用国家明令禁止使用的可能产生职业病危害的设备和材料	查阅最新国家产业政策文件(国家发改委公布的《产业结构调整指导目录》和工信部相关行业准入条件)	未生产、经营、进口和使用国家明令禁止使用的可能产生职业病危害的设备或者材料	—	生产、经营、进口和使用国家明令禁止使用的可能产生职业病危害的设备或者材料	—	★	□符合 □不符合	
	35. 职业病危害作业转移	(1)不得将产生职业病危害的作业转移给不具备职业病防护条件的单位和个人;(2)不具备职业病危害防护条件的单位和个人不得接受产生职业病危害的作业	针对生产工艺流程外委环节和岗位,查阅承包和外协职业健康协议、书,职业病危害告知及应当采取防护措施等内容,对外包作业现场检查,对外协单位现场检查	与外包(外协)单位签订有职业健康协议,并监督外包(外协)单位落实职业病防护措施	—	与外包(外协)单位无相关职业健康协议,或监督未督促外包(外协)单位落实职业病防护措施	不涉及产生职业病危害的外包(外协)作业	★	□符合 □不符合 □合理缺项	
	36. 首次使用或首次进口与职业病危害相关的化学材料	国内首次使用或首次进口与职业病危害相关的化学材料,按照国家规定经国务院卫生行政部门批准的毒性鉴定以及经国务院有关部门登记注册或批准进口的文件等资料	查阅生产计划、技改计划和化学材料采购计划,查阅毒性鉴定资料及批准进口文件,对首次使用的化学材料进行现场检查	按规定报送首次使用的化学材料,并取得有关部门登记注册或批准进口的文件	—	未按规定报送毒性鉴定资料以及经有关部门登记注册或批准进口的文件的	不涉及自查内容中所列化学材料	5	□符合 □不符合 □合理缺项	

续 表

类别	自查项目	自查内容	自查方法	判定依据				分值	自查结果	得分
				符合	基本符合	不符合	合理缺项			
	37. 职业病危害设备中文说明书	可能产生职业病危害的设备的，应提供中文说明书，并在设备的醒目位置设置警示标识和中文警示说明	现场查看有无中文说明书及警示标识等	产生职业病危害的设备均有中文说明书及警示标识	50%及以上产生职业病危害的设备有中文说明书及警示标识	50%及以上产生职业病危害的设备无中文说明书及警示标识	—	10	□符合 □基本符合 □不符合	
	38. 原辅材料中文说明书	可能产生职业病危害的化学品、放射性核素和含有放射性物质的材料的，应提供中文说明书；产品包装应有醒目的警示标识和中文警示说明；贮存上述材料的场所应在规定的部位设置危险物品标识或者放射性警示标识	现场查看有无中文说明书及警示标识等	现场使用的化学品、放射性核素和含有放射性物质材料等均有中文说明书和警示标识	50%及以上化学品、放射性核素和含有放射性物质材料等有中文说明书和警示标识	现场使用的化学品、放射性核素和含有放射性物质材料等无中文说明书和警示标识	不涉及可能产生职业病危害的化学品、放射性核素和含有放射性物质的材料	10	□符合 □基本符合 □不符合 □合理缺项	
八、职业病危害告知	39. 合同告知	与劳动者订立或变更劳动合同时，将工作过程中可能产生的职业病危害及其后果、职业病防护措施和待遇等如实告知劳动者，并在劳动合同中写明，不得隐瞒或欺骗	抽查劳动合同是否有相关条款进行了告知，或有无补充合同或专项合同	按要求进行职业病危害告知，告知内容包括岗位接触的职业病危害及其后果、防护措施等	—	未按要求进行职业病危害告知，或告知内容与实际不符	—	★	□符合 □不符合	
	40. 公告栏	在醒目位置设置公告栏，公布有关职业病防治的规章制度、操作规程，职业病危害事故应急救援措施和日常检测结果	现场检查核实公告栏	设置有公告栏，且内容齐全	设置有公告栏，但内容不规范	未设置公告栏	—	10	□符合 □基本符合 □不符合	

续 表

类别	自查项目	自查内容	自查方法	判定依据				分值	自查结果	得分
				符合	基本符合	不符合	合理缺项			
	41. 警示告知	存在或者产生职业病危害的工作场所、作业岗位、设备、设施，按照《工作场所职业病危害警示标识》(GBZ158)的规定，在醒目位置设置图形、警示线、警示语句等警示标识和中文警示说明	现场重点检查存在矽尘、石棉粉尘、高毒物质和放射性物质的岗位	现场按要求规范设置警示标识	现场设置有警示标识，但警示标识不规范	现场未设置警示标识	—	10	□符合 □基本符合 □不符合	
	42. 告知卡	存在或产生高毒物品的作业岗位，按照《高毒物品作业岗位职业病危害告知规范》(GBZ/T203)的规定，在醒目位置设置高毒物品告知卡	检查存在矽尘、石棉粉尘、致癌、高毒物质和放射性物质的岗位	产生严重职业病危害的作业岗位设置告知卡	产生严重职业病危害的作业岗位设置告知卡，但设置不规范	产生严重职业病危害的作业岗位未设置告知卡	不存在矽尘、石棉粉尘、致癌、高毒和放射性物质	5	□符合 □基本符合 □不符合 □合理缺项	
九、职业健康宣传教育培训	43. 主要负责人和职业卫生管理人员培训	主要负责人和职业卫生管理人员应当具备与本单位所从事的生产经营活动相适应的职业卫生知识和管理能力，并接受职业卫生培训	查看培训证书或相关培训证明材料	主要负责人和职业卫生管理人员均有培训证明材料	—	主要负责人或职业卫生管理人员无培训证明材料	—	★	□符合 □不符合	
	44. 上岗前培训	对劳动者进行上岗前职业卫生培训	查看培训教材、资料，记录和试卷	按照规定对上岗前的劳动者进行职业卫生培训	—	未按照规定对上岗前劳动者进行职业卫生培训	—	★	□符合 □不符合	
	45. 在岗期间培训	定期对在岗期间的劳动者进行职业卫生培训	查阅培训教材、资料，记录和试卷	按照规定定期对在岗期间的劳动者进行职业卫生培训	—	未按照规定定期对在岗期间的劳动者进行职业卫生培训	—	★	□符合 □不符合	

续表

类别	自查项目	自查内容	自查方法	判定依据				分值	自查结果	得分
				符合	基本符合	不符合	合理缺项			
十、职业健康监护	46. 岗前职业健康检查	按照规定组织上岗前的职业健康检查	查阅劳动合同和上岗前职业健康检查报告	按要求组织劳动者进行上岗前职业健康检查，且体检项目齐全	—	未按要求组织劳动者进行上岗前职业健康检查，或体检项目接触职业病危害因素与职业病危害因素不匹配	不涉及岗前劳动者或接触的职业病危害因素无岗体检要求	10	□符合 □不符合 □合理缺项	
	47. 在岗期间职业健康检查	按照规定组织在岗期间的职业健康检查	查阅在岗劳动者职业健康检查报告、重点检查粉尘、高毒物品或放射性因素等体检项目与体检周期是否满足《职业健康监护技术规范》(GBZ188)、《放射工作人员职业健康监护技术规范》(GBZ235)等标准的要求	按要求为在岗员工进行在岗期间职业健康检查，重点因素的体检项目与体检周期均符合要求	—	未按要求为在岗员工进行在岗期间职业健康检查，或重点因素的体检项目与体检周期不符合要求	—	★	□符合 □不符合	
	48. 离岗时职业健康检查	按照规定组织离岗时的职业健康检查	查阅离岗劳动者的职业健康检查报告	按要求为离岗员工进行职业健康检查	—	未按要求为离岗员工进行职业健康检查	不涉及离岗人员或岗接触的职业病危害因素无离岗体检要求	10	□符合 □不符合 □合理缺项	

续表

类别	自查项目	自查内容	自查方法	判定依据				分值	自查结果	得分
				符合	基本符合	不符合	合理缺项			
	49. 职业健康费用	承担劳动者职业健康检查费用	查阅职业健康检查费用列支情况	承担检查费用	—	未承担检查费用	—	★	□符合 □不符合	
	50. 提供档案复印件	劳动者离开用人单位时,如实、无偿提供职业健康监护档案复印件,并在所提供的复印件上签章	查阅劳动合同有关制度,查阅档案借阅登记、复印记录	按要求如实、无偿为劳动者提供复印件	—	劳动者离开用人单位时,未如实、无偿提供职业健康监护档案复印件的	不涉及离职人员	10	□符合 □不符合 □合理缺项	
	51. 如实提供职业健康检查所需材料	委托职业健康管理机构对从事接触职业病危害作业的劳动者进行职业健康检查时,如实提供职业健康检查所需文件、资料	查阅相关文件资料	如实提供职业健康检查所需文件、资料	—	未如实提供职业健康检查所需文件、资料	—	★	□符合 □不符合	
	52. 检查结果告知	及时将职业健康检查结果及职业健康管理机构的建议以书面形式如实告知劳动者	查阅劳动者职业健康检查结果书面告知情况	按要求将职业健康检查结果书面告知劳动者	—	未按要求将职业健康检查结果书面告知劳动者	—	★	□符合 □不符合	
	53. 未成年人保护	不得安排未成年工从事接触职业病危害的作业	查阅劳动者名册、劳动合同	未安排未成年工从事接触职业病危害的作业	—	安排未成年工从事接触职业病危害作业的	—	★	□符合 □不符合	
	54. 复查对象处置	对需要复查的劳动者,按照职业健康检查机构要求安排复查和医学观察	查阅体检报告,核对复查对象要求的时间,查劳动者复查和医学观察情况	按要求安排需要复查和医学观察的劳动者进行复查和医学观察	—	未按要求安排需要复查和医学观察的劳动者进行复查和医学观察	不涉及复查对象	5	□符合 □不符合 □合理缺项	

续　表

类别	自查项目	自查内容	自查方法	判定依据				分值	自查结果	得分
				符合	基本符合	不符合	合理缺项			
	55. 职业禁忌证处置	不得安排有职业禁忌证者从事其所禁忌的作业	查阅体检报告、核对职业禁忌劳动者的调岗情况	有调岗手续，目前调岗岗位与健康状况相适应	—	存在职业禁忌劳动者，但未调岗	不涉及职业禁忌劳动者	10	□符合 □不符合 □合理缺项	
	56. 特殊人群保护	不得安排孕期、哺乳期女职工从事对本人和胎儿、婴儿有危害的作业	查阅劳动者名册	未安排孕期、哺乳期女职工从事对本人和胎儿、婴儿有危害的作业	—	安排孕期、哺乳期女职工从事对本人和胎儿、婴儿有危害的作业	无孕期、哺乳期女职工	10	□符合 □不符合 □合理缺项	
	57. 职业病病人报告	发现职业病病人或者疑似职业病病人时，应当及时向所在地卫生健康主管部门报告，确诊职业病的，应当向所在地劳动保障行政部门报告	查阅职业病病人和疑似职业病病人相关报告记录	按要求进行报告	—	未按要求进行报告	无职业病病人或者疑似职业病病人	10	□符合 □不符合 □合理缺项	
	58. 疑似职业病人诊断	(1)应及时安排对疑似职业病病人进行诊断；承担疑似职业病病人在诊断、医学观察期间的费用；(2)如实提供职业病诊断、鉴定所需的劳动者职业史和职业病危害接触史、工作场所职业病危害因素检测结果和放射工作人员个人剂量监测结果等资料	查阅疑似职业病病人诊断资料及劳动用工情况	按要求安排疑似职业病人进行诊断、承担疑似职业病病人在诊断、医学观察期间等费用，并如实提供诊断鉴定所需资料	—	未安排疑似职业病人进行诊断，或未承担诊断、医学观察期间等费用，或未如实提供诊断鉴定所需资料	无疑似职业病病人	10	□符合 □不符合 □合理缺项	
	59. 疑似职业病人保障	在疑似职业病病人诊断或者医学观察期间，不得解除或者终止与其订立的劳动合同	查阅疑似职业病病人劳动用工情况	诊断或医学观察期间未解除或者终止与其订立的劳动合同	—	诊断或医学观察期间解除或者终止与其订立的劳动合同	无疑似职业病病人	5	□符合 □不符合 □合理缺项	

续表

类别	自查项目	自查内容	自查方法	判定依据				分值	自查结果	得分
				符合	基本符合	不符合	合理缺项			
	60. 职业病病人诊疗	按照国家有关规定，安排职业病病人进行治疗、康复和定期检查	查阅职业病人治疗、康复和定期检查资料	按要求安排职业病人进行治疗、康复和定期检查	—	未按要求安排职业病人进行治疗、康复和定期检查	无职业病人	5	□符合 □不符合 □合理缺项	
十一、应急救援和职业病危害事故调查处理	61. 应急救援预案	建立健全急性职业病危害事故应急救援预案	查阅应急救援预案，明确责任人、组织机构，事故发生后的流通线路、技术方案，救援和启动、救援设施的维护和救护方案等	建立有急性职业病危害事故应急救援预案，预案内容全面，具有可操作性	建立有急性职业病危害事故应急救援预案，预案内容较全面，具有一定的可操作性	未建立急性职业病危害事故应急救援预案，或虽有可操作性	不涉及急性职业病危害事故	10	□符合 □基本符合 □不符合 □合理缺项	
	62. 应急救援预案演练	定期演练急性职业病危害事故应急救援预案	查阅演练记录	定期进行应急救援预案演练，且有演练记录、记录内容合理改进建议	定期进行应急救援预案演练，但演练记录不完整、缺少改进建议等	未进行应急救援预案演练	不涉及急性职业病危害事故	10	□符合 □基本符合 □不符合 □合理缺项	
	63. 应急设施配备	对可能发生急性职业损伤的有毒、有害工作场所，应当设置报警装置，配置现场急救用品、冲洗设备、应急撤离通道和必要的泄险区	现场检查报警装置、现场急救设施、冲洗设备、应急撤离通道的泄险区的设置情况	现场设置有应急设施，且应急设施种类齐全、设置位置符合要求，且定期进行维护	配备有应急设施，但设施种类不全、设置位置等符合要求，设施维护不到位	未配备应急设施，或未定期进行维护	不涉及急性职业病危害事故	20	□符合 □基本符合 □不符合 □合理缺项	

续 表

类别	自查项目	自查内容	自查方法	判定依据				分值	自查结果	得分
				符合	基本符合	不符合	合理缺项			
	64. 应急设施台账	建立应急救援设施台账,定期对应急救援设施进行维护,保正常使用	查阅应急救援设施随场设施随场急救援设施	建立应急救援设施台账,现场急救援设施正常使用	建立应急救援设施台账,但现场随机抽查部分应急救援设施不能正常使用	未建立应急救援设施台账,或现场抽查机发现现场部分应急救援设施均不能正常使用	不涉及急性职业病危害事故	10	□符合 □基本符合 □不符合 □合理缺项	
	65. 急性职业病危害事故处置和报告	(1)发生或可能发生急性职业病危害事故时,立即采取应急救援和控制措施,减少或消除职业病危害因素,防止事故扩大,并及时按照规定报告; (2)不得故意破坏事故现场,毁灭有关证据,不得迟报、漏报,谎报或瞒报急性职业病危害事故	查阅事故处置和报告情况	已采取相应的应急救援和控制措施,并按要求报告所在地卫生行政部门和有关部门	—	未采取相应的应急救援和控制措施,或未按要求报告所在地卫生行政部门和有关部门	不涉及急性职业病危害事故	10	□符合 □不符合 □合理缺项	
	66. 遭受急性职业病危害劳动者的救治	对遭受或可能遭受急性职业病危害的劳动者,应当及时组织救治,进行健康检查和医学观察,所需费用由用人单位承担	查阅有关制度,报销单据	按要求对遭受急性职业病危害的劳动者进行健康检查和医学观察	—	未对遭受急性职业病危害的劳动者进行健康检查和医学观察	不涉及急性职业病危害事故	10	□符合 □不符合 □合理缺项	
十二、工作实绩	67. 发生职业病病例	帮扶年度内未发生新发职业病病例	查阅职业病报告表	帮扶年度内无新发职业病病例	—	帮扶年度内有新发职业病病例	—	★	□符合 □不符合	

续 表

类别	自查项目	自查内容	自查方法	判定依据				分值	自查结果	得分
				符合	基本符合	不符合	合理缺项			
	68. 行政处罚	查看相关执法文书,年度内监督检查意见落实情况;年度内职业健康方面停止作业,罚款等行政处罚	查阅相关执法文书以及监督检查意见落实情况	年度内监督检查意见全部落实,年度内职业健康方面无停止作业,罚款等行政处罚	—	年度内监督检查意见未落实,或年度内职业健康方面受到停止作业,罚款等行政处罚	无行政处罚	★	□符合 □不符合 □合理缺项	

填表说明:

一、赋分说明

《上海市中小微型企业职业健康帮扶评估表》(试行)检查项目共计 12 大项、68 小项。分值采用四档制,即关键项(★),20 分、10 分、5 分。

1. 赋分依据:依据《职业病防治法》等法律、法规中违法行为情节严重程度分别定为关键项(★),20 分、10 分、5 分。

2. 评分标准:自查内容为"符合"得满分,自查内容为"基本符合"得一半分(满分的 50%),自查内容为"不符合"得 0 分,合理缺项不得分。

3. 最终得分:采用百分制对所得分值予以标化,最终得分(标化得分)=实际得分/满分分值×100,实际得分和满分分值均为不合合理缺项外项目分值总和。

二、赋分应用

按照最终标化所得分值,对中小微型企业职业健康帮扶结果进行评估,得分 80 分以上且关键项均符合为通过评估。若有一项关键项为不符合,则视为不通过评估。

合理缺项后满分分值:　　合理缺项后实际得分:　　最终得分(标化得分=实际得分/满分分值×100):

合理缺项情况说明		
项目 (编号和项目名)		

续　表

项目 （编号和项目名）	未达到完全符合项目整改措施	
	整改措施	

评估人员签字：

法定代表人或主要负责人签字：

　　　　　年　月　日　　　　　　　　　　　　年　月　日

用人单位盖章：
此材料材料内容均真实、准确、有效。如有不实，本单位愿意承担由此产生的一切法律责任。

　　　　　　　　　　　　　　　　　　　　　　　　年　月　日

图书在版编目(CIP)数据

中小微型企业职业健康帮扶工作实务/梅灿华,孙晓冬主编. —上海:复旦大学出版社, 2023.10
ISBN 978-7-309-17019-1

Ⅰ.①中… Ⅱ.①梅… ②孙… Ⅲ.①中小企业-劳动保护-劳动管理-中国②中小企业-劳动
卫生-卫生管理-中国 Ⅳ.①X92②R13

中国国家版本馆 CIP 数据核字(2023)第 185886 号

中小微型企业职业健康帮扶工作实务
梅灿华 孙晓冬 主编
责任编辑/贺 琦

复旦大学出版社有限公司出版发行
上海市国权路 579 号 邮编:200433
网址:fupnet@ fudanpress. com http://www.fudanpress.com
门市零售:86-21-65102580 团体订购:86-21-65104505
出版部电话:86-21-65642845
常熟市华顺印刷有限公司

开本 787 毫米×1092 毫米 1/16 印张 10.75 字数 242 千字
2023 年 10 月第 1 版
2023 年 10 月第 1 版第 1 次印刷

ISBN 978-7-309-17019-1/X・48
定价:50.00 元

如有印装质量问题,请向复旦大学出版社有限公司出版部调换。
版权所有 侵权必究